目次

はじめに…5
つぎに…7
ケース紹介…10
生体元素…16
必須微量元素…17
バイタルティッシュソルト(生命組織塩)…20
バイタルティッシュソルトとは何か？…21
バイタルティッシュソルトの使用方法…25
バイタルティッシュソルトの使用例…26
細胞活性ティッシュソルト…27
細胞活性ティッシュソルトの使用例…28
必須微量元素＆環境元素レメディー…29
その他の微量元素レメディー…30
環境元素レメディー…31
必須微量元素＆環境元素レメディーの使用例…32
主要元素の説明…33
　　アルミニウム(Al)…34
　　銀(Ag)…35
　　金(Au)…35
　　ホウ素(B)…36
　　臭素(Br)…36
　　カルシウム(Ca)…37
　　塩素(Cl)…39
　　コバルト(Co)…p39
　　クロム(Cr)…40
　　銅(Cu)…41
　　フッ素(F)…42
　　鉄(Fe)…44
　　ゲルマニウム(Ge)…44
　　ヨウ素(I)…45
　　カリウム(K)…46

マグネシウム(Mg)…47
マンガン(Mn)…49
モリブデン(Mo)…50
ナトリウム(Na)…50
ニッケル(Ni)…51
オスミウム(Os)…52
リン(P)…52
パラジウム(Pd)…53
プラチナ(Pt)…53
鉛(Pb)…54
ルビジウム(Rb)…55
硫黄(S)…55
セレニウム(Se)…56
ケイ素(Si)…57
スズ(Sn)…57
ストロンチウム(Sr)…58
バナジウム(V)…59
亜鉛(Zn)…60

12 バイタルティッシュソルトのマテリア・メディカ…63
Calc-fluor(カルクフロアー／フッ化カルシウム)…64
Calc-phos(カルクフォス／リン酸カルシウム)…66
Calc-sulph(カルクソーファー／硫酸カルシウム)…68
Ferrum-phos(ファーランフォス／リン化鉄)…70
Kali-mur(ケーライミュア／塩化カリウム)…72
Kali-phos(ケーライフォス／リン酸カリウム)…74
Kali-sulph(ケーライソーファー／硫酸カリウム)…76
Mag-phos(マグフォス／リン酸マグネシウム)…78
Nat-mur(ネイチュミュア／塩化ナトリウム)…80
Nat-phos(ナトリュームフォス／リン酸ナトリウム)…82
Nat-sulph(ナトリュームソーファー／硫酸ナトリウム)…84
Silicea(シリカ／二酸化ケイ素)…86

カルクフロア － ハマメリス

バイタルティッシュソルトのコンビネーションレメディー…88
12 細胞活性ティッシュソルトのマテリア・メディカ…91
　Ars-iod（アーセニカムアイオド／ヨウ化ヒ素）…92
　Calc-carb（カルカーブ／炭酸カルシウム）…94
　Cuprum-ars（キュープロムアーセニカム／亜ヒ酸銅）…96
　Hepar-sulph（ヘパソーファー／硫化カルシウム）…98
　Kali-alumina-sulph（ケーライアルミナソーファー／硫酸アルミナカリウム）…100
　Kali-ars（ケーライアーセニカム／ヒ酸カリウム…102
　Kali-brom（ケーライブロム／臭化カリウム）…104
　Kali-iod（ケーライアイオド／ヨウ化カリウム）…106
　Lithium-mur（リシュームミュア／塩化リチウム）…108
　Mangan-sulph（マンガンソーファー／硫酸マンガン）…110
　Nat-bicarb（ナトリュームバイカーブ／炭酸水素ナトリウム）…112
　Zinc-mur（ジンカムミュア／塩化亜鉛）…114
　　バイタルティッシュソルト＋細胞活性ティッシュソルトのコンビネーションレメディー…116
その他の必須微量元素のマテリア・メディカ…117
　Borax（ボーラックス／ホウ砂）…118
　Chromium（クロミューム／クロム）…120
　Cobaltum（コバルチューム／コバルト）…p120
　Germanium（ジャーマニューム／ゲルマニウム）…124
　Molybdenium（モリブデニューム／モリブデン）…126
　Niccolum（ニコラム／ニッケル）…128
　Osmium（オスミューム／オスミウム）…130
　Rubidium-mur（ルビジュームミュア／塩化ルビジウム）…132
　Selenium（セレニューム／セレニウム）…134
　Stannum（スタナン／スズ）…136
　Strontium-carb（ストロンチュームカーブ／炭酸ストロンチウム）…138
　Vanadium（バナジューム／バナジウム）…140
生体・環境元素のマテリア・メディカ…143
　Alumina（アルミナ／酸化アルミニウム）…144
　Arg-met（アージメット／銀）…146

Aurum（オーラム／金）…148
Bromium（ブロミューム／臭素）…150
Chlorum-aqua（クロリュームアクア／塩素水）…152
Cuprum（キュープロム／銅）…154
Fluor-ac（フルアック／フッ酸）…157
Iodium（アイオダム／ヨウ素）…159
Manganum（マンガナム／酢酸マンガン）…162
Palladium（パラジューム／パラジウム）…164
Platina（プラタイナ／プラチナ）…166
Plumbum（プランボン／鉛）…169
Zincum（ジンカム／亜鉛）…p170

ホメオパシーインフォメーション…174

はじめに

　現代人の食の質の低下、その結果としての腸の弱さからくる慢性的なミネラル不足やミネラルバランスの崩れ、必須微量元素の過不足から生じる問題、そして歯の詰め物や環境に起因する重金属中毒、フッ素、塩素の問題をサポートするために、ホメオパシーでは、バイタルティッシュソルト(生命組織塩)、細胞活性ティッシュソルト(細胞活性塩)、必須微量元素、環境元素等のレメディーを用います。

　本書では、生体エネルギーの根本的な流れに関係している 12 種類のバイタルティッシュソルトレメディーと、それを補い、バイタルティッシュソルトと一緒に細胞活性を促す 12 種類の細胞活性ティッシュソルトレメディーとそれ以外の 12 種類の微量元素、そして 13 種類の生体元素・環境元素レメディーの解説をします(※)。

(※ホメオパシー研究所(株)で 12 バイタルティッシュソルトと 12 細胞活性塩と 12 微量元素のレメディーをセットにした世界初の画期的なバイタル・エレメントキットが開発されています。)

　バイタルティッシュソルト、細胞活性塩、微量元素のレメディーは、栄養(無機塩、生体微量元素)が不足する場合は、吸収力を高め、多過ぎる場合は、排出を促してくれます。ホメオパシーのレメディーというものは、情報であり、バランスが崩れていることへの気付きを与えるものです。そして自然治癒力が、本来のバランスを取り戻そうとします。あるものが不足していればその吸収を高め、あるものが多過ぎればその排出を促す、そのように働きます。その結果として生体が活性化し、新陳代謝がよくなったりするわけです。

　これらの塩や微量元素のバランスが崩れる大きな原因として、第一に心の苦しみや悲しみ、否定的な感情、怒り、妬み、緊張、不安感などがあります。今の世の中は忙しく、ゆっくりお互い話し合う暇もなく、もつれた糸を解きほぐす時間もありません。そして人間関係はさらに複雑化していき、緊張感や怒りが解決されないまま、それを持ち続けると、生体の組織塩や必須微量元素を

使い果たしてしまいます。ある元素が減ることによって、その人の性質が決まってしまうほどです。例えばカリウムが足りなくなると神経が立ち、イライラと落ち着きがなく、心が頑固になっていきます。そしてイライラと落ち着けないために神経が立ち、カリウムを使い果たしてしまいます。この悪循環があります。

　とにかく今の人は、生きるために必要なエネルギーの5倍以上も瞬時、瞬時に使い果たしています。ゆったりと穏やかに生きられるように心の修行も必要です。

　バイタルティッシュソルトや必須微量元素のバランスが崩れる大きな原因の二番目に、環境の悪さ、薬、保存料、ホルモン剤などの人工害が挙げられます。また歯の詰め物や予防接種に使われる防腐剤を筆頭とする重金属が体内に蓄積され、心身のさまざまな問題を引き起こしている可能性が考えられます。そして、原因がそれと分からないまま苦しんでいる方がたくさんいます。重金属によって人格が変わってしまった人々にも環境元素レメディー（※）は大変重要になってきます。これらのレメディーを上手に使い分け、使用することによって、自分らしく生き生きと人生を生きられるようになるでしょう。

（※ホメオパシージャパン(株)にて、環境元素レメディーを購入することができます。）

2002年4月1日
由井　寅子

つぎに

　生活が便利になり暮らしやすくなるにつれ、私たちの健康状態はどんどん悪くなってきています。現代の環境、食生活では強い体、強い心を作っていくことは難しいと思います。

　便利さを重視する以上、保存剤が消えることはないでしょう。見た目の美しさばかり気にするのでは農薬は減っていきません。ばい菌を嫌っているようでは塩素は減っていきません。一人一人が歩き、マイカーではなく公共交通機関を利用しなければ公害は減りません。24時間のコンビニエンスストアが八百屋さん、お魚屋さんに取って代わるようでは新鮮な自然なものは手に入りません。安さだけを追求する心が、大切なものをどんどん失わせているのです。高くとも本当によいものを大事に使う、高くとも近くでとれた新鮮な食べ物を大事に食べる、この当たり前のことが忘れ去られてしまっており、大量生産、大量消費の異常な社会の中に投げ込まれてしまっているように思うのです。

　今、食べ物とは言えないような食品が山ほどありますから、家庭を預かる主婦は何を選択したらいいのかしっかり目を開いていかねばなりません。自然食とは何か？　近くでとれる季節の食べ物、これが一番新鮮で栄養があり体が必要としているものです。そして、主食は精製したものではなく雑穀にすることです。雑穀の胚芽がいかに大切な部分であるか、ということです。

　白い米、白い小麦、白い砂糖、白いパスタ、白いうどん……このようなものを主食にしているようでは腹はよくなりません。精製された白いものは、食べやすく消化が楽かもしれませんが、体が怠けてしまうので、腹が弱くなり、その結果として、心も弱く忍耐がなくなってきます。

　そもそも精製するということが自然ではありません。白砂糖をはじめ精製されたものだけをとることで、腹が腐ります。腹が腐ると体毒が発生し、血が濁ります。腹をよくするためには、雑穀や大根、リンゴをはじめ、野菜、根菜、果物を皮ごと、種ごと食べることです。私が英国にいるとき、同級生がいつも大きな酸っぱいブドウを皮ごと、そして種ごと食べているのにはビックリし

ました。それからというもの、私もこれに学んでずっとこのように食べています。といってもスイカの種はなかなかかみ切れず、そしてそれを食べてしまうことによって胆嚢が大変痛くなった経験がありますから、食べないようにしています。

　私は何でも食べてしまうのですが、アケビの種を食べたときは、胃が弛緩し、食べたあと3時間も口の痺れ、胸焼けと胃の重さや収縮で苦しみました。昔の人が食べないものは食べないことです。

　さて、都会のど真中に住んでいても、常に自然なもの、新鮮なものを選択することはできると思います。素材に余り手を加えていないものを食べることによって、それほど時間もかからず栄養的にも素晴らしくなります。お茶や白湯より、私は生水を推薦します。塩素をある程度除去できれば、生水のほうが体を丈夫にしていきます。そして野菜も生野菜をとることで、さまざまな雑菌が体に入り、そうすることで体に抵抗力がついてきます。

　熱を加えた食べ物、飲み物だけをとる方法があります。ある方は胃がんのためにこの方法をやったところ、胃がんは大きくならず、広がらなかったそうですが、同じ大きさでも、より深く侵食し、膵臓まで突き抜けていたそうです。体に重要な中性脂肪酸やビタミンをはじめとするある種の栄養は、熱で破壊されてしまい、それを自分で作り出すことが、体にとって大きな負担になってしまいます。一方で、熱処理したものだけを食べることで、体を甘やかし、食べ物の質を自分で変化させる消化力や雑菌への抵抗力が小さくなってしまうのではないかと危惧しています。特に病気でもない方が健康オタクになり、われこそは健康になるぞと意気込んでこれをやっても、健全な体は培われないと思います。それどころか、病気にしていく危険性をはらんでいると思います。体に優しいことばかりしていては、体はそれに甘えてしまいます。私の知り合いのイタリア人はこのやり方を3年間やり、やめて普通の食事に戻した途端、胃潰瘍になりました。徹底してやるには、暇と根気がないとできません。弱火でコトコト煮たものはミネラルが変質せず、栄養はそのまま残るそうです。暇のない現代人に

は少々難しいかもしれませんね。

　やはり、ヒポクラテスが言うように、病気のときは生野菜をよく咀嚼して食べることです。生命エネルギーのある新鮮なものを食べることで、血がきれいになり、腐敗が起こりにくくなります。また、ミネラルや微量元素が失われることなくたくさん含まれています。グツグツに煮て鍋のフタを開けて"あー、いいにおい"と思っているときに、すでにビタミンC、ビタミンK、ビタミンD、ビタミンEなどが出て行ってしまっているのです。そして茹でて捨てられるお湯とともにミネラルも捨てられてしまいます。ですから本来ならば、フタを開けたらすぐに食べるようにし、冷蔵庫に入れ、3日間も経ったものは食べないことです。一日に全員が食べる量を見極め、残さないことが大切です。

　らい病は半腐りのものを食べることによって腸が腐り、その毒が末端に押しやられることによって腐っていったのであり、らい菌に感染するからではありません。ライ病患者への偏見は早く取り去らなければいけないと思います。

　多少厳しい自然環境の中で生活した方が長生きするそうです。体のことを思えば冷暖房ばかりに頼るのではなく、日本の暑い夏、寒い冬をある程度乗り越えていくことも必要です。そうすることで、体も心も鍛えられるものです。そうして体や心の抵抗力というものも生じてきます。体は環境との葛藤の中で鍛えられ、その摩擦の中で、力(抵抗力)を獲得してきました。今の快適な生活はとてもありがたいですが、一方でそのために私たちのバイタリティーというものが失われてきているようにも感じます。私も英国から日本に帰ってきて築40年のボロ屋に住んでいましたが、冬などは目覚めて息を吐くとボボボーっと口から湯気が出るほど寒かったものです。でも温度によって自動的に暖房のスイッチが入る英国に住んでいるころより、はるかに健康になりました。

ケース紹介

35才　女性
主訴:不妊、体が冷えるので冬が大嫌い。手足は氷のように冷たいのに顔ばかりほてる。足はしもやけになる。努めて温かい物を食べ、温かい物を飲み、厚着をしている。冷たいものは一切とらない。頻尿がある。子供のころはそれほどでもなかったのに、どんどん冷え性になっている。暑いと夏バテする。
客観:少しむくんだような顔をしている。色白。この方は水分の代謝が悪く、温かい物を入れ続けることによって体が怠けています。そして腎虚(腎臓の機能不足)になっているようです。

由井:夏は海で泳ぐんですか?
女性:夏バテになるので、海には行きません。太陽発疹が出るんですよ。
由井:免疫が落っこっているんでしょうね。
女性:太陽は皮膚がんになると言われ、皆さん嫌っていますよね?
由井:誰が皮膚がんになりやすいと思いますか？　もともと北半球にいた白人が南半球のオーストラリアやニュージーランドに移民したため皮膚がんが増えたのです。私たちは黄色人種ですからメラニン色素がたくさんありますし、ちょっとの太陽光線で皮膚がんになるなど考えられません。
女性:私なんか、夏にはサングラスをかけて、日傘をさして、長袖で外に出るんですよ。
由井:何か方向を間違えているようですね。太陽の光はヒーリングです。これが地面から反射され、光が目に入ることによって(直接太陽光線を見るのではない)体が活性化し、免疫が高まるのです。そして夏にいっぱい太陽に当たり、海につかることによって丈夫な体を作り、ひいては風邪をひかなくなってくるのです。

紫外線は、カルシウムの形成に必要である一方、DNAを傷つけますが、普通は、それ以上の自己治癒力があって修復

します。紫外線はそういう面では人体に有害かもしれませんが、微量の毒は、生体機能を高めるように、適度な日光浴は、体を清浄に保ち、生体を強くする役目を持っているのです。

女性：こんな弱い体では、すぐ始められないですよね？

由井：自然にしていればドンドン体はよくなります。毎朝、家の窓を開け空気を入れ替える。新鮮なものをあまりいじくりまわさず食べる。雨の日も風の日も外に出て、外の空気を吸うなどです。そして生水と旬の野菜、果物を食べる。心は小さいことにこだわらないことです。

朝　　Ferr-phos＋Calc-phos　　9X×1ビン
夜①　Ars-alb　200C×3日間
〈体力のなさ　体の冷え　腎臓の弱さ　小さいことへのこだわり　冬のだるさ〉
その後2週間空ける
夜②　Nat-mur　200C×3日間
〈むくみ　水分循環の悪さ　不妊　太陽発疹〉

〈1か月後〉
極端な甘いものやしょっぱいものを食べなくなった。体が少し温かくなったように思う。食欲が増え、少し太った。生理前のイライラ感が少なくなった。

女性：季節柄果物が美味しいと思うようになってきました。前は冷え性からほとんど食べませんでしたが、イチゴもミカンもおいしいですね。

由井：甘い物が欲しいときは、甘い果物を食べることです。果糖は消化しエネルギーに変えるのに力が必要で、簡単にはいきません。しかし白砂糖はすぐにエネルギーに変わりますから、体が怠けていつまでもおっぽり出して消化しようと

しません。そうして糖尿病の傾向が作られることもあります。
女性：砂糖はとらないほうがよいのですか？
由井：今の生活の中でまったくとらないというわけにはいかないでしょう。ただしとり過ぎには十分注意しなければなりません。そして、精製された白いものには気をつけたほうがいいです。精製されたものは、もはや自然ではありません。精製して一つの成分だけが含まれるものなど、自然の中には存在しません。体にとって、ピュアなものは、自然でありませんから、本当は毒なのです。そして精製して捨てられるほうに栄養があります。白砂糖をなるべく黒砂糖に替えていった方がよいでしょう。天然塩もなるべくなら、釜で煮詰めたものより、天然干しにしたものを勧めます。
女性：塩も自然ではないのですか？
由井：食卓塩というものは、化学的に精製された99％塩化ナトリウムの塩です。これに、マグネシウムを人工的に加えた塩も出ていますが、結局人工的な塩です。海水というのは、私たちの体液に近いミネラル組成となっていて、それ以外に、さまざまなミネラルを含んでいるものなのです。自然塩は、精製された塩よりも風味豊かでまろやかです。私も病気をすると実は裸になり、縁側で体を裏表、日光浴を1時間し、天然塩をひとかけらなめます。そうするとメキメキよくなってきます。

原因が環境にあるなら、レメディーだけをとって、健康にしようとするのはおかしいですよね。環境が原因なら、環境を変えなければ、健康になっていくことはありません。ホメオパシーの父、ハーネマンはクドクドとホメオパシーの聖典『オーガノン』の中で「いい空気を吸え、新鮮な食べ物を食べて、薬や手術はなるべく避け、心を正していれば病気はしない！」と言っています。

もう一つ、温泉にばかりつかっていては治癒に導かないと

言っています。これは、温泉の中に含まれる元素を微量に
とるのはいいですが、多過ぎるのは逆効果になるという
「過ぎたるは及ばざるがごとし」です。
　これは太陽でも、酒でも、外気でも、塩でも、砂糖でも、
適量ということを言っているのですよ。
女性：私たちは健康になりたいから、ビタミンAやビタミンC
　　　などたくさんの健康食品をとったり、薬をとったり、手術
　　　をしたりするんですよ。
由井：健康になりたければ自然に戻すことです。しかし今、この
　　　自然すら分からない若者もいるのです。コンビニエンスス
　　　トアができ、味が強い香辛料の効いた食べ物に慣れ、薄味
　　　では満足できない人たちは、刺激を求めて生きるために味
　　　も生活も性生活も激しいものになってしまいます。こんな
　　　環境では微細な味、わび、さびの心はとうてい理解できな
　　　いほど、味も心も鈍感になってしまっているのです。
女性：確かにドンドン辛いものが増えているようですね。
由井：私は約20年英国におり、日本に帰ってきてみて一番驚い
　　　たのは、まずカレーの辛さ、そしてミント類がいっぱいあ
　　　り、皆コーヒーをがぶ飲みしていることでした。20年の間
　　　に刺激物だらけになっていたのです。私には強過ぎてどれ
　　　もとれません。薄味の素材のおいしさは、この中にはあり
　　　ませんでした。それに比例して、人の言葉も態度も突き刺
　　　すような激しいものがあります。「共に助け合って」とい
　　　う感じは、あまり受け取れませんでした。「我関せず」か
　　　「寄らば切るぞ」というピリピリした雰囲気を発していま
　　　す。それでも一人一人、一対一で話をすると、みんな悩ん
　　　でいて、その悩みをどこに持って行っていいのか分からず、
　　　「無感情」「無感動」を装っているのです。そして話せば
　　　「いい人」ばかりでした。私は一人45分かけて問診しま
　　　すが、それぞれに苦しんでいるのです。
女性：それが素直に家族や友人に出せればいいのですよね。

由井：そうなんですよ。でも笑われるんじゃないか、とか、変だと思われるんじゃないか、と自分を抑えるために人生そのものがつかめなくなり、満たされないために、物質的な刺激を求めるようになるのではないかと思います。

女性：栄養不足からもイライラしたりするのではないですか？

由井：そうですね。例えばカルシウムが足りなくなるとイライラし、小難しくてけんかっ早くなりますし、鬱になります。ナトリウム不足は感情が麻痺し、楽しいことや悲しいことなどが分からなくなり、無感動になります。（詳しいことは後の頁参照）

女性：私たちは、丈夫な体を作るために動物性蛋白質をとれと言われてきましたが、肉はよくないのですか？

由井：私たちホメオパスは肉を食べない人が多いですが、結構、魚や地鶏などは食べています。豆や根菜、野菜をどっさり食べるのであれば肉や魚はいりません。私の会社では昼食を作り全員で食べています。作ると言っても並べるだけですが。主食が、ほめっこ米（様々な古代玄米を含む十三種類の穀物）、副食が生野菜、おひたし、漬物、ジャコ、納豆、冷やっこなどです。私の学生や患者さんたちはその食卓を見て「何て粗食なんでしょう！」と驚きますが、これで十分なのです。

このビルに引っ越してきて、最初は各自市販の弁当を買って食べていたのですが、皆も私も胸焼けがしたり、便の出が悪くなったりして不調が続くので、ご飯だけ炊いて野菜中心の副食を買ってきて食べるようになりましたら、社員も生き生きとしてきました。頭がボーッとしたり、活力がなくなったりしなくなったのです。市販の弁当の油や保存剤、防腐剤、香料が不調を起こしていたのですね。こんなときは、レメディーをとることよりも食べ物を変えることが一番です。環境が不自然であれば、それがすでに病気ですから、私たちも病気になるしかありません。ですから

日々の生活の中で不自然なものをとらないことを心がけ、
　　　そして節制することを心がけ、病気を作らない体を作って
　　　いくのです。それとバイタルティッシュソルトのサポート
　　　レメディーが大事です。
女性：私もつい自分の生活を正さず、手軽にレメディーをと思い
　　　とっていることが多かったので、とても勉強になりました。
　　　栄養的に足りないため、『少しだるいなぁ』と思っている
　　　ときには食生活を正し、心を正していけばいいのですね。
由井：そうです。それから、バイタルティッシュソルトのレメディ
　　　ーや生体元素のレメディーは、血、骨、神経などの体の
　　　細胞活性を助け、環境の悪さに起因するいろいろな体毒に
　　　合いますから、栄養バランスのサポートとして最適です。
　　　子供、妊婦、成長期、老人、体力を枯渇させる労働者、病
　　　み上がり、疲れ、だるさなどによく合いますよ。

生体元素

人体を構成している生体元素は、大きく分けて以下の通りです。

●多量元素(体内存在量が1%以上)

酸素(O)	(65%)◎	窒素(N)	(3.0%)◎
炭素(C)	(18%)◎	カルシウム(Ca)	(1.5%)◎
水素(H)	(10%)◎	リン(P)	(1.0%)◎

●少量元素(体内存在量が0.01%以上)

硫黄(S)	(0.25%)◎	塩素(Cl)	(0.15%)◎
カリウム(K)	(0.20%)◎	マグネシウム(Mg)	(0.05%)◎
ナトリウム(Na)	(0.15%)◎		

●微量元素(体内存在量が0.0001〜0.01%)

鉄(Fe)	(0.0086%)◎	ルビジウム(Rb)	(0.00046%)〇
フッ素(F)	(0.0043%)◎	鉛(Pb)	(0.00017%)
ケイ素(Si)	(0.0029%)◎	マンガン(Mn)	(0.00014%)◎
亜鉛(Zn)	(0.0029%)◎	銅(Cu)	(0.00011%)◎
ストロンチウム(Sr)	(0.00046%)〇		

●超微量元素(体内存在量が0.0001%以下)

アルミニウム(Al)	(0.000086%)×	モリブデン(Mo)	(0.000014%)◎
カドミウム(Cd)	(0.000071%)×	ニッケル(Ni)	(0.000014%)
スズ(Sn)	(0.000029%)〇	ホウ素(B)	(0.000014%)
バリウム(Ba)	(0.000024%)×	クロム(Cr)	(0.0000028%)◎
水銀(Hg)	(0.000019%)×	ヒ素(As)	(0.0000028%)
セレン(Se)	(0.000017%)◎	コバルト(Co)	(0.0000029%)◎
ヨウ素(I)	(0.000016%)◎	バナジウム(V)	(0.00000029%)〇

その他、臭素(Br)、ゲルマニウム(Ge)、オスミウム(Os)

◎人間に必須な元素　〇人間に必須と思われる元素
×環境からの混入で人体に悪影響を与えていると思われる元素

必須微量元素

　蛋白質、脂質、炭水化物の主要構成元素である、水素、酸素、炭素、窒素は、多量元素に入っています。バイタルティッシュソルト(生命組織塩)を構成する、ナトリウム(Na)、マグネシウム(Mg)、カリウム(K)、カルシウム(Ca)、リン(P)、硫黄(S)、塩素(Cl)は、すべて多量元素と少量元素の中に入っています。これら11種類の元素は、必須元素となっています。この中で、ナトリウム、マグネシウム、カリウム、カルシウムは必須金属元素で、通常ミネラルと言われています。

　一方、人体に存在する微量元素は20種類以上もあり、その中の12種類が必須微量元素として認められています。すなわち、鉄(Fe)、フッ素(F)、ケイ素(Si)、亜鉛(Zn)、マンガン(Mn)、銅(Cu)、セレン(Se)、ヨウ素(I)、モリブデン(Mo)、ニッケル(Ni)、クロム(Cr)、コバルト(Co)です。これ以外にも、ストロンチウム(Sr)、ルビジウム(Rb)、鉛(Pb)、スズ(Sn)、ホウ素(B)、砒素(As)、バナジウム(V)、オスミウム(Os)も必須微量元素と考えられています。必須微量元素は、体に存在する割合が0.01%以下の元素を言い、微量でも人間が生きていくために必須な元素です。

　微量元素は、主に酵素の構成成分となり触媒活性やホルモン活性に関与し、生理作用に重要な役割を果たしています。バイタルティッシュソルトの章でも説明しましたが、有機システムを駆動するためには無機の元素を必要とします。特に金属元素は、さまざまな化学反応を低エネルギーで行うための触媒として重要になります。同様に、微量元素も身体本来の機能がうまく働けるようコントロールしています。微量元素が不足していては、その(金属)元素が制御している身体の機能はうまく働きません。

　しかし、微量元素は、微量で生体をコントロールしているから微量元素なのであって、微量元素がよいからと言って、アメリカ式に健康食品や錠剤という形で大量に摂取しては、生体機能を混乱させてしまいます。いくら微量元素がよいからと言って、何か一つにこだわり、とり過ぎたら毒になってしまいます。特に、セレン、亜鉛、銅などは、所要量と過剰量が接近している元素です

から、気を付けなければなりません。また、生体の中ですべての構成元素は、他のすべての構成元素と相互に関係しており、どれか一つのバランスが崩れることは、結局全体に影響を与え、全体のバランスを崩すことになります。いくら体によいと言われているものでも、それだけを大量にとったら、それが結局、病気を作り出す原因となってしまいます。

　微量元素の最適な摂取方法は、食事からとることです。しかし、現代人は、自然から離れた食生活をしており、また環境も自然さから大きくそれてしまっているために、体の何が自然で何が不自然かの認識が狂い始めており、必要でもない重金属やいろいろな化学物質を押し出すことができなかったり、逆に、必要としているミネラルを吸収できなくなっている状況があります。人工的な栄養剤をとったり、薬から、環境から、さまざまな金属が体に入る機会が多い現代、何の元素が不足し、何が過剰となっているのか分からない状況があります。

　半物質的レメディーとは、物質的補充よりも、情報の獲得を目的とした 6～12X のレメディーのことです。半物質的レメディーは、不足していればその物質の吸収力を高め、過剰であればその物質の排出を促進してくれます。体に何の害もなく、体の自然治癒力を動かし、自分の正常なバランスを取り戻そうとすることで、微量元素のバランスが取れてくるのです。外部から補うという発想では、根本的な解決にはなりません。必要な元素の過不足を正しく認識し、正しく吸収、排泄を行えるようにすること、そして、不足している場合には、吸収力を高め、過剰になっているときには、排泄を促進できるように自己調節機能が正しく機能できる（自己認識が正しく行えるようになる）ことが大切なのです。

　微量元素の適量範囲は非常に狭く、これをコントロールしているのは生体であり、生体の知恵でしかできないことです。微量元素が不足する原因は、大きく分けて二つあると考えます。一つは、食生活です。精製された食べ物ばかり食べていたのでは、どうしても必要なミネラルが不足してしまうでしょう。これは、環境を

変えるしかありません。二つ目は、必要なものを吸収する能力の低下、そして不要なものを排泄する能力の低下があります。これは、現代人の胃腸の弱さ、そして必要なものの過不足を判断する体の知恵が失われることによって生じると思います。失われる原因は、バイタルフォースの流れの滞りにあります。

　吸収力と排泄力とは同じ力で、循環する力が衰えると、正しく排泄する力、正しく吸収する力が衰えます。何かこだわりを持つこと、執着を持つことは、正しい排泄力を失わせ、排泄する力を失うことは、循環する力が失われることで、循環する力が失われることは吸収する力が失われることです。バイタルフォースの流れが停滞すると、排泄も吸収もスムーズにいかなくなります。吸収力と排泄力を強くする最大の秘訣は、こだわりを解くことです。入れては流し、流しては入れることです。ですから、必要なことは、微量元素の錠剤をとることではなく、正しい食生活（海から採れるもの、野菜、穀物を主体とし、バランスよい食事をとること）と体が過不足を正しく判断できるようにすることです。その助けになるのが、微量元素のレメディーです。微量元素のレメディーの刺激は、不足する元素の吸収力を高めるのに十分なものです。それは、ある元素と関係する細胞のこだわりが解放された結果でもあります。

　何度も言いますが、必要なものは、物質的な栄養剤ではありません。食事から必要な元素を自分で吸収していけるよう、あるいは排泄していけるようにレメディーで刺激してやることが大切なのです。そして心においては、その微量元素とかかわりのある心のこだわりを解き放つことです。そして適度な運動をし、腸を蘇らせることです。

　日本人は昔から、米を中心に、味噌、醤油で調味し、魚介類、海藻類、野菜、豆をおかずにしたバランスのよい食事をしており、それが私たちの体にとって自然な食事となっています。この先祖の知恵を守っていくことが何より大切だと思います。

バイタルティッシュソルト（生命組織塩）

① Calc-fluor（カルクフロアー／フッ化カルシウム）
② Calc-phos（カルクフォス／リン酸カルシウム）
③ Calc-sulph（カルクソーファー／硫酸カルシウム）
④ Ferrum-phos（ファーランフォス／リン化鉄）
⑤ Kali-mur（ケーライミュア／塩化カリウム）
⑥ Kali-phos（ケーライフォス／リン酸カリウム）
⑦ Kali-sulph（ケーライソーファー／硫酸カリウム）
⑧ Mag-phos（マグフォス／リン酸マグネシウム）
⑨ Nat-mur（ナットミュア／塩化ナトリウム）
⑩ Nat-phos（ナットフォス／リン酸ナトリウム）
⑪ Nat-sulph（ナットソーファー／硫酸ナトリウム）
⑫ Silica（シリカ／二酸化ケイ素）

バイタルティッシュソルトとは何か？

　バイタルティッシュソルト(生命組織塩)は、単にティッシュソルトといわれたり、発見者にちなんでシュスラーのティッシュソルト(シュスラー塩)といわれたりします。バイタルティッシュソルトのレメディーは、ドイツのホメオパシー医師、ウィルヘルム・シュスラー(1821〜1898)によって1875年に紹介されたレメディーです。彼は人体を司っている12種類の無機塩があり、それらが不足することによって疾患が生じると考え、その不足した無機塩を補えば基本的にどんな病気でも治ると考えました。
　12種類のバイタルティッシュソルトは、金属元素(ナトリウム〈Na〉・マグネシウム〈Mg〉・カリウム〈K〉・カルシウム〈Ca〉・鉄〈Fe〉)と非金属元素(フッ素〈F〉・ケイ素〈Si〉・リン〈P〉・硫黄〈S〉・塩素〈Cl〉)から構成される無機塩です。
　私はこのバイタルティッシュソルトのレメディーをホメオパシー版の栄養サポートレメディー、もしくは、症状への半物質的なサポートレメディーと考えています。ホメオパシーでは、栄養補助剤的なものに関してあまりお勧めしませんが、このバイタルティッシュソルトは、唯一、栄養サポートとしてホメオパシーが認めているものです。
　バイタルティッシュソルトは、通常6X(100万倍希釈)〜12X(1兆倍希釈)が使われます。この希釈倍率を見て分かるように、物質的に栄養を補っているわけでないことは明かです。バイタルティッシュソルトは、初めに無機塩に潜在する能力を引き出す独特の方法で微細にし、その後、希釈振盪してさらに無機塩の潜在能力を引き出します。こうして物質量は減少しますが、逆に非物質的な情報量は増大します。しかし、かといって30Cのように完全に物質がなくなっているわけではありません。
　バイタルティッシュソルトのレメディーは、私の経験から9X〜12X(10億〜1兆倍希釈)を使っていますが、9X〜12Xというポーテンシーは、現物質〜3Xのような物質的ポーテンシーでもなく、12Xより高い非物質的ポーテンシーでもなく、半物質的なポーテンシーといえます。物質的な効果自体は、6Xで完全になく

なります。6X〜12X のレメディーは、そういう意味で半物質的なレメディーといえます。

　不足するミネラルは、バイタルティッシュソルトという形で与えることが大切です。それは、12 種類のバイタルティッシュソルトが、人体にとって自然な形だからです。カルシウム剤などは、吸収されにくいだけでなく、それを消化し吸収するために体内のカルシウムを消費するので、かえってカルシウム不足を招くケースもあります。

　10 億〜1 兆倍に希釈振盪されたバイタルティッシュソルトには、それぞれのバイタルティッシュソルトの情報が保存され、それをとることで、即座にその物質情報が身体に吸収されます。こうして身体が情報を受け取り、刺激を受け取ることで、物質認識が正しく行われ、吸収力が高まり、食べ物からの吸収力も高まっていきます。

　一つの極論ですが、私たちが必要としているのは、情報であり、必ずしも物質ではありません。物質の認識はレセプター(受容体)で行われるとしても、物質どうしが接触して認識がなさているわけではなく(生物学者はそういう幻想をいまだに持っていますが…)、水を介して振動する物質情報を認識する形でなされています。物質振動を媒介する水がなければ物質認識は行われません。

　栄養の吸収力とは、物質情報の吸収力のことであり、それは、バイタルフォースが栄養を作り出す力のことと同義です。バイタルフォースがゴーゴーと流れているということは、本来の自分の目的(機能)に向かってまっしぐらに流れているということで、このような状態では、必要な物質(情報)があれば、それに従って物質(情報)を捕らえます(作り出します)。これが吸収するということです。吸収力というものは、バイタルフォースがどれだけ滞りなく流れているかということと関係するのです。

　半分物質で半分非物質(情報)のバイタルティッシュソルトを摂取することで、流れの弱いバイタルフォースでも、吸収することができます。そしてこのバイタルティッシュソルトが吸収され

ることが、バイタルフォースの活性化につながります。

　通常使用されるレメディーでバイタルフォースの流れが活性化されたとしても、必要な無機塩が不足していれば、その無機塩が制御している身体の機能はうまく働きません。バイタルティッシュソルトは、きしんでいる部分に潤滑油を差すような役割があり、身体本来の機能がうまく働けるようにする役割があります。

　バイタルティッシュソルトのレメディーは、人間を支配している根本的な 12 種類の無機塩を物質的情報と非物質的情報の両面からサポートすることで、バイタルフォースの流れをスムーズにするためのサポートレメディーです。

　ハーネマンはシュスラー以前に、すでに人間におけるこの無機塩の重要性を十分承知しており、それらの徹底的な調査をしていました。特に、シリカ、塩化物、カリウム塩、カルシウム塩の薬力はすばらしいと述べています。

　外から見ると、バイタルティッシュソルトは不活性な沈殿物のように見えますが、これら無機物が有機システムとしての生命を動かしています。もし、ある有機システムが駆動したくても、その有機システムを駆動する無機物がなかったら、それは動きません。バイタルティッシュソルトとは、必要な無機塩の供給および吸収力を高めることで、停止していた有機システムを活性化させるものです。

　通常レメディーは、その人の抱える問題に焦点を合わせ、心身の気付きが得られるよう単体のレメディーを使用し、複数のレメディーを混ぜ合わせる処方は行いません。しかしバイタルティッシュソルトは、数種類をコンビネーションにすることで特定の問題に適合する場合があることが知られています。

　ポーテンシーが 30C 以上のレメディーがメインレメディーとすると、ポーテンシー12X 以下のものは、サポートレメディーと考えてよいでしょう。サポートレメディーは、症状によって、長い間とり続けることも必要になります。

　ところでバイタルティッシュソルトのレメディーは、身体のミ

ネラル吸収を高めるだけでなく、ミネラルバランスを整えるという役割もあります。バイタルティッシュソルトのレメディーは、不足する場合は吸収力を高め、多過ぎる場合は排出を促してくれます。レメディーというものは情報であり、バランスが崩れていることへの気付きを与えるものです。そして自然治癒力が、本来のバランスを取ろうとします。あるものが不足していれば、その吸収を高め、あるものが多過ぎれば、その排出を促す、そのように働きます。その結果として生体が活性化し、新陳代謝がよくなったりするわけです。

バイタルティッシュソルトの使用方法

　慢性症状に通常のレメディーを使用すると、バイタルフォースが揺り動かされ、治癒の方向性に基づき体毒を外に押し出そうとします(好転反応)。その好転反応に対してサポート的なレメディーが必要であるということ、そしてそれが誰でも安心して使えるものでなければならない、という考えから、私は、バイタルティッシュソルトのレメディーを採り入れています。症状がスムーズに押し出せない原因の一つに、必要な無機塩の不足が考えられます。そのような場合には、適切なバイタルティッシュソルトのレメディーを与えることが大切になります。

　バイタルティッシュソルトは、前述したように、症状に合わせて適切にコンビネーションにすることで、相乗的に適合するようになる場合がありますが、基本的には、1回に1種類のバイタルティッシュソルトのレメディーをとり、様子をみます。

　マテリア・メディカで適合するバイタルティッシュソルトを探すと同時に、レパートリー(※弊社刊『Dr.シュスラーの顔診断』と『子供のための生命組織塩』巻末に詳しいレパートリーが載っています)で、症状から適切なものを探ります。複数のレメディーが書かれてある場合、その中でも自分に一番最適と思われるバイタルティッシュソルトレメディーを選択します。

　現在の症状に適合するものがコンビネーション中にある場合、そちらを利用してもよいでしょう。またそのとき、12種類のバイタルティッシュソルトの中で自分の症状にぴったりくるものがあれば、時間帯をずらして単体として併用してもよいでしょう。

　サポートレメディーは症状により、長い間とり続けることも必要になります(通常のレメディーでは、長い間とり続けることはありません)。生命組織レメディーは、9X〜12Xのポーテンシーを使用しており、10億〜1兆倍に希釈されたものですから、とり過ぎによる物質的な副作用というものはもちろんあり得ません。赤ちゃん〜高齢の方まで、安心してとることのできるサポートレメディーです。バイタルティッシュソルトレメディーは、さまざまな機会にご利用いただけると思います。

バイタルティッシュソルトの使用例

◇レメディーによる好転反応が生じた場合

　慢性症状を患っている場合、あるいは、不自然な形で適応していた場合、レメディーをとることで好転反応が生じる場合があります。そのような場合、スムーズに症状を押し出せるよう、適切なバイタルティッシュソルトレメディーでサポートすることをお勧めします。

　適合するバイタルティッシュソルトを1粒とり、症状の度合いに応じ、リピートして下さい。症状が落ち着いたら、1日1～2粒でしばらくとり続けて下さい。36基本レメディーと併用する場合、時間帯をずらしてご使用下さい。

◇急性の場合

　適合するバイタルティッシュソルトレメディーを1粒とり（※）、急性の度合いに応じ、リピート（5分毎、20分毎、1時間毎、2時間毎…）して下さい。36基本レメディーと併用する場合、急性の度合いに応じ3分～20分以上の間をあけてご使用下さい。

　※症状が変化しないときは、レメディーを変えてみて下さい。

◇慢性の場合

　適合するバイタルティッシュソルトレメディーを1日1回（1粒）で、1～3か月ほどおとり下さい。

　例：骨粗鬆症　TS-21　1日1回×3ヶ月（1日2回×2か月

　ほかのレメディーと併用する場合は、時間帯をずらしておとり下さい。

　例：朝…TS-21（1ビン）　　夜…**Calc-carb** 30C（1週間）

◇体質の問題

　骨の質が悪い（TS-21）、皮膚の質が悪い（TS-05）
　髪の質が悪い（TS-02）、全体的な体質が悪い（バイタルソルト）
　など、体質の問題に合わせて使用される場合は、1日1～2粒で（約1～3ヶ月）おとり下さい。

細胞活性ティッシュソルト

①Ars-iod（アーセニカムアイオダム／ヨウ化ヒ素）　　　　　（12X）
②Calc-carb（カルカーブ／炭酸カルシウム）　　　　　　　（12X）
③Cuprum-ars（キュープロムアーセニカム／亜ヒ酸銅）　　　（12X）
④Hepar-sulph（ヘパーソーファー／硫化カルシウム）　　　　（12X）
⑤Kali-alumina-sulph（硫酸アルミナカリウム）　　　　　　（12X）
⑥Kali-ars（ケーライアーセニカム／ヒ酸カリウム）　　　　（12X）
⑦Kali-brom（ケーライブロム／臭化カリウム）　　　　　　（12X）
⑧Kali-iod（ケーライアイオダム／ヨウ化カリウム）　　　　（12X）
⑨Lithium-mur（リシュームミュア／塩化リチウム）　　　　（12X）
⑩Mangan-sulph（マンガンソーファー／硫酸マンガン）　　　（12X）
⑪Nat-bicarb（ナトリュームバイカーブ／炭酸水素ナトリウム）（12X）
⑫Zinc-mur（ジンカムミュア／塩化亜鉛）　　　　　　　　（12C）

　12種類の細胞活性ティッシュソルトは、シュスラーの 12 ティッシュソルト（12 生命組織塩）同様、実際に生体中（組織や血液）に存在する無機塩で 12 バイタルティッシュソルトを補う塩として発見されたものです。

　ホメオパシーでは、バイタルティッシュソルトはミネラルバランス（ナトリウム、カリウム、マグネシウム、カルシウムのバランス）や生体制御と関係していると考えており、細胞活性塩はミネラルのバランスや生体制御に加え、微量元素のバランスと関係していると考えています。ですから、バイタルティッシュソルトと同様、細胞活性塩のバランスの崩れが病気の原因となる一方、バイタルフォースの滞りが細胞活性塩のバランスを崩す原因となっていると考えています。

　12種類の細胞活性塩レメディーで、細胞活性塩やバイタルティッシュソルトのバランス（微量元素、ミネラルのバランス）を整えるとともに、バイタルフォースの滞りをひも解くことが大切です。通常、細胞活性塩レメディーは、バイタルティッシュソルトレメディーを使用してもうまくいかなかったときに使用します。大抵の問題は、バイタルティッシュソルトのバランスの崩れにあり、バイタルティッシュソルトレメディーで対処できますが、それでうまくいかないときは、細胞活性塩レメディーを使ってみる必要があるということです。

細胞活性ティッシュソルトの使用例

◇レメディーによる好転反応が生じた場合

　慢性症状を患っている場合、あるいは、不自然な形で適応していた場合、レメディーをとることで好転反応が生じる場合があります。

　そのような場合、スムーズに症状を押し出せるよう、適切なサポートレメディー(生命組織塩、細胞活性塩、微量元素等のレメディー)でサポートすることをお勧めします。

　適合するサポートレメディーを1粒とり、症状の度合いに応じ、リピートして下さい。症状が落ち着いたら、適合するサポートレメディーを1日1粒でしばらくとり続けて下さい。

　他のレメディーと併用する場合は、時間帯をずらしてご使用下さい。

◇急性の場合

　適合するレメディーを1粒とり(※)、急性の度合いに応じリピート(5分毎、20分毎、1時間毎、2時間毎…)して下さい。

　36 基本レメディーと併用する場合、急性の度合いに応じ3分〜20分以上の間をあけてご使用下さい。

　※症状が変化しないときは、レメディーを変えてみて下さい。

◇慢性の場合

　適合するサポートレメディーを1日1回で、数週間ほどおとり下さい。

　　例:胃痛と痛風　**Nat-bicarb**　12X × 1ヶ月(1日1粒)

他のレメディーと併用する場合は、時間帯をずらしておとり下さい。

　　例:朝…**Nat-bicarb**　12X(1ビン)　夜…**Nat-phos** 30C(1週間)

　　例:鼓腸腹でいつもガスが充満して苦しい。
　　　　Kali-alumina-sulph　12X ×2週間(1日1粒)

必須微量元素 & 環境元素レメディー

環境元素とは、環境からの混入が懸念される元素のことです。
環境元素には、歯の詰め物からの混入も含まれます。

1	Alumina（アルミニウム）	Al		環境元素
2	Arg-met（銀）	Ag		環境元素（歯）
3	Aurum（金）	Au		環境元素（歯）
4	Borax（ホウ素）	B	必須微量元素	
5	Bromium（臭素）	Br	（必須微量元素）	
6	Chlorum（塩素）	Cl		環境元素
7	Chromium（クロム）	Cr	必須微量元素	環境元素
8	Cobaltum（コバルト）	Co	必須微量元素	
9	Cuprum（銅）	Cu	必須微量元素	環境元素（歯）
10	Fluor（フッ素）	F		環境元素（歯）
11	Germanium（ゲルマニウム）	Ge	（必須微量元素）	
12	Iodium（ヨウ素）	I	必須微量元素	
13	Manganum（マンガン）	Mn	必須微量元素	
14	Molybuden（モリブデン）	Mo	必須微量元素	
15	Niccolum（ニッケル）	Ni	必須微量元素	環境元素（歯）
16	Osmium（オスミウム）	Os	（必須微量元素）	
17	Palladium（パラジウム）	Pd		環境元素（歯）
18	Platina（プラチナ）	Pt		環境元素（歯）
19	Plumbum（鉛）	Pb	（必須微量元素）	環境元素
20	Rubidium（ルビジウム）	Rb	必須微量元素	
21	Selenium（セレニウム）	Se	必須微量元素	
22	Stannum（スズ）	Sn	必須微量元素	環境元素（歯）
23	Strontium（ストロンチウム）	St	必須微量元素	
24	Vanadium（バナジウム）	V	必須微量元素	
25	Zincum（亜鉛）	Zn	必須微量元素	

その他の微量元素レメディー

① Borax（ボーラックス／硼砂）　　　　　　　　　　　（12C）
② Cobaltum（コバルチューム／コバルト）　　　　　　（12X）
③ Chromium（クロミューム／クロム）　　　　　　　　（12X）
④ Germanium（ジャーマニューム／ゲルマニウム）　　（12X）
⑤ Molybdenium（モリブデニューム／モリブデン）　　（12C）
⑥ Niccolum（ニコラム／ニッケル）　　　　　　　　　（12X）
⑦ Osmium（オスミューム／オスミウム）　　　　　　　（12X）
⑧ Rubidium-mur（ルビジュームミュア／塩化ルビジウム）　（9C）
⑨ Selenium（セレニューム／セレン）　　　　　　　　（12X）
⑩ Stannum（スタナン／スズ）　　　　　　　　　　　（12X）
⑪ Strontium-carb（ストロンチュームカーブ／炭酸ストロンチウム）（12X）
⑫ Vanadium（バナジューム／バナジウム）　　　　　　（12X）

　バイタルティッシュソルト、細胞活性塩、そして上記の12種類のレメディーを加えることで、生体に必須なすべての元素を網羅することができます。これらの元素は微量とは言え、生体に存在し、生命機構と密接に関かかわっている元素です。自ずと私たちの病気と密接に関わっていると想像されます。

環境元素レメディー

① Alumina（アルミナ／酸化アルミニウム） (12X)
② Arg-met（アージメット／銀） (12X)
③ Aurum（オーラム／金） (12X)
④ Chlorum（クロリューム／塩素） (12X)
⑤ Chromium（クロミューム／クロム） (12X)
⑥ Cuprum（キュープロム／銅） (12X)
⑦ Fluor-acid（フロリックアッシド／フッ酸） (12X)
⑧ Niccolum（ニコラム／ニッケル） (12X)
⑨ Palladium（パラジューム／パラジウム） (12X)
⑩ Platina（プラタイナ／プラチナ） (12X)
⑪ Plumbum（プランボン／鉛） (12X)
⑫ Stannum（スタナン／スズ） (12X)

このほかにもありますが、今回は省略させていただきます。

必須微量元素 & 環境元素レメディーの使用例

◇必須微量元素バランスの崩れ
　自分に不足、もしくは過剰になっていると思われる必須微量元素レメディーを数週間とる。
　〈例〉　どうも銅のバランスが悪いように思う、どうしよう。
　　　　Cuprum-ars　　12X×2週間（1日1粒）
　　　　Cuprum　　　　12X×2週間（1日1粒）

◇金属元素中毒
　金属が自分に蓄積していると思われる場合、自分に蓄積していると思われる金属の元素レメディーを2週間とる。
　〈例〉　アルミニウム　Alumina　　12X×2週間（1日1粒）
　　　　鉛　　　　　　Plumbum　　12X×2週間（1日1粒）

◇非金属元素中毒
　非金属元素が自分に蓄積していると思われる場合、自分に蓄積していると思われる非金属のレメディーを2週間とる。
　〈例〉　フッ素　朝　Calc-fluor　　12X×1ビン（1日1粒）
　　　　　　　　夜　Fluor-acid　　12X×2週間（1日1粒）

◇歯の詰め物
　歯に金属の詰め物をしている場合、その金属レメディーをとる
　〈例〉　朝　Hepar-sulph　12X×2週間（1日1粒）金属全般
　　　　昼　Arg-met　　　12X×2週間（1日1粒）銀
　　　　夜　Mercurius　　30C×1週間（1日1粒）水銀

主要元素の説明

アルミニウム（Al）
Kali-alum-s（p98）、Alumina（p142）

　アルミニウムは、現在、私たちの生活になくてはならないものになっています。アルミニウムは、土壌、水中、大気のあらゆるところに存在していますから、食物、水、空気を通して体内に入ってきます。但し、水中、大気中のアルミニウム濃度は低いものです。水や自然の食べ物からもアルミニウムは体に入りますが、食品添加物（着色科、発酵調整剤、防腐剤、膨張剤など）やさまざまな医薬品や化粧品（歯磨き、シャンプー等の研磨剤）、鍋やアルミホイル等を使用することにより体内に入るアルミニウムが多くなっています。平均的なアメリカ成人は、1日当たり食事から3～10mg、食品添加物として25～50mg、アルミニウム製の調理器具から約2.5mg、水道水から約1mgを体内に摂取していることが調査されています。調理器具等からのアルミニウムの溶出よりも、医薬品や化粧品、食品添加物から入るほうが多くなっています。

　人体には、アルミニウムが60mg存在していますが、アルミニウムがどのような役割を担っているのかは分かっていません。アルミニウム欠乏にした動物実験で、特に異常がみられないことから、現在の段階では、生体に必須な元素とは考えられていません。

　アルミニウムイオンは、鉄イオンと化学的性質がよく似ているため、血漿中のトランスフェリンと結合して各組織に運ばれます。このため、アルミニウムが過剰に体内に入ると骨が弱くなったり、筋肉が萎縮・硬化したりします。また脳に蓄積し、アルツハイマーを引き起こす原因になっている可能性が考えられています。

　ホメオパシーの生体元素レメディーは、それぞれの元素が不足している人には吸収力を高め、多過ぎる人には排泄（解毒）できるよう働きかけてくれるものです。レメディーの刺激により、体が本来のバランスを取り戻そうと働くからです。アルミニウムがこれだけ普及した現代、現代人の心と体の光沢のない乾いた感じは、アルミニウム金属の持つ光沢のない乾いた感じそのものの反映と考えることもできます。Alumina（酸化アルミニウム）は、現代人の必須レメディーの一つでしょう。

銀(Ag)
Arg-met (p144)

　銀は必須微量元素ではありませんが、歯の詰め物や銀製品がたくさん世の中にある以上、銀の体毒出しが必要になってきます。
　銀は、熱や電気を通すものとして一番よいものですが、そのため口腔内に金と銀、またはほかの金属と銀が一緒だと常に電流が生じてしまうことになります。それによって、偏頭痛や顎関節症になったり、頭の中に稲妻が走るようになってしまいます。
　重金属(銀、水銀、銅、鉛、金、パラジウム、プラチナ、チタンなど)は、体に及ぼす害も深刻ですが、それ以上に精神に及ぼす害が深刻です。重金属によって、自分自身がどんどん分からなくなってしまいます。そして、人格、性格が変わってしまったり、多重人格になってしまいます。

金(Au)
Aurum (p146)

　歯の詰め物、リウマチ薬、金箔入りの酒や菓子などから、体に入ってきます。歯の詰め物の金属の中では、比較的害が少ないと言われ、お金持ちの方々が昔から金を入れてきました。
　金が体に入ると心や体が硬くなったり、義務感が強くなったり、リウマチで骨に滲みるような痛みが出てきたりします。また、鼻の骨や頬骨が腐ってしまい骨がんを作りやすくなります。

ホウ素 (B)
Borax (p116)

　ホウ素はビタミンB3が欠乏しているときのカルシウム、リン、マグネシウム代謝や副甲状腺ホルモン(カルシウム調節と関係)の働きに関与しています。骨からの上記ミネラルの流出を防ぎ、骨粗鬆症を予防すると言われています。しかし、ホウ素の生理作用はまだ十分知られていません。
　一方ホメオパシーでは、ホウ砂から作られたレメディー(**Borax**)がどのような特徴を持っているかが、プルービングによって詳細に調査されています。この点で、ホメオパシーは現代医学よりも先を行っていると言えるかも知れません。
　人間では、ホウ素は骨に多く存在し、歯、毛髪、脾臓、肝臓の順に存在します。植物では、細胞壁を強くし細胞伸長を進めます。
　ホウ素を多く含む食品として、緑黄色野菜、淡色野菜、果物があります。

臭素 (Br)
Kali-brom (p102)、Bromium (p148)

　臭素は刺激臭のある煙を発する液体であり、催涙ガスや漂白剤、浄水器、消毒、写真の現像に使われています。臭素は、物質を簡単にほかの物質に変えるため、現代広く使われています。

カルシウム（Ca）
Calc-fluor（p64）、Calc-phos（p66）、Calc-sulph（p68）、Calc-carb（p92）、Hepar-sulph（p96）

　日本人はカルシウムの摂取量が不足しているといわれています。それはストレスによるカルシウムの排出や、食事の質の低下からの摂取量減少、もともと日本の土壌や水に含まれるカルシウム量が少ない、外に出て日光に当たることや運動する機会が少なくなった、などの要因が考えられます。

　カルシウムは、生体内で多様な機能を持っており、カルシウムが不足するとさまざまな問題が生じてきます。カルシウムが不足すると血液中のカルシウム濃度を一定に保つため、骨に蓄えられたカルシウムが血中に溶け出します。成長期では骨格や歯の発達が阻害され、高齢者では（特に閉経後の女性。ときには若年層でも）骨がもろくなる骨粗鬆症の原因となります。

　カルシウム不足は、腰痛、肩こり、骨粗鬆症、高血圧、動脈硬化、心筋梗塞、脳硬塞、糖尿病、痛風などを引き起こす原因となります。

　また、カルシウムは、中枢神経を鎮め、ストレスを緩和させる働きがありますから、カルシウムが不足することで、ストレスの影響を受けやすく、イライラしたりします。

　カルシウムを摂取するための食物の代表に牛乳が考えられますが、カルシウムの吸収率はカルシウムだけでなく、リンやマグネシウムのとの比率が大切になります。カルシウムとリンの比率は、2:1がバランスのよい比率で、牛乳は、カルシウムとリンの比率が10:9とほぼ同じために問題があると言われています。

　ビタミンDは、カルシウムの吸収調節因子として、カルシウムの吸収と密接な関係を持っています。しかし、ビタミンDのままでは作用を表さず、肝臓や腎臓で水酸化されて初めて活性型ビタミンDとなります。生体内のビタミンDには、食物としてそのまま入ってきたもののほかに、皮膚に存在するプロビタミンD（シイタケに多く含まれる成分）が紫外線に当たることによって生成されるビタミンDも含まれています。その意味で、日光は食事と

同じくらい重要なビタミンDの供給源といえます。

　カルシウムの腸管からの吸収率は、年齢そのほかの生理的条件によっても異なります。幼児では約75%、成人では30〜40%、そして老齢になると腸管からのカルシウム吸収能力はぐんと低下します(60歳を過ぎると徐々にカルシウムバランスが悪くなるのは、腸管からのカルシウム吸収能力が衰えることと、尿中へ排出されるカルシウムの量が増えることに起因します。そして骨はだんだんスカスカになっていきます。特に閉経以降の女性は、骨粗鬆症になりやすくなります)。

　吸収されなかったカルシウムは便中へ排泄されます。吸収されたカルシウムのうち、体内で利用されないものは、尿中へ排泄されるか、胆汁などを介して腸内へ分泌されたあと、便中へ排泄され、あるいは汗などの外分泌に伴って体外へ排泄されます。カルシウムの利用率を高めるためには、運動や骨への刺激が大切であることが報告されています。

　カルシウムが少なく、高蛋白質の食事をとり続けていると、体内のカルシウムが失われる危険があります。

　ほかに気を付けたいのは、油分、糖分、リンです。さまざまな食品に含まれているリンはカルシウム同様、骨を作る重要な物質ですが、カルシウムに比べリンの含有量の多い加工食品・清涼飲料水・インスタント食品ばかり食べていると、リンの過剰摂取につながります。

　30年前に比べ、油分で5倍、糖分で10倍、リン酸塩では100倍も摂取しているという報告がなされています。摂り過ぎたリンはカルシウムと結合し一緒に排泄され、結果的にカルシウム不足になります。例えばコーラはカルシウムとリンの比率が2:11で、コーラを飲むことで、より多くのカルシウムが骨から失われてしまいます。

　カルシウムとマグネシウムのバランスも重要で、カルシウムとマグネシウムの比率も2:1で摂取しないと、ミネラルバランスが崩れてしまいます。

　成人1日の所要量は600mgと言われています。カルシウムを多く含む食品として、小魚、煮干し、ひじき、豆類が挙げられます。

塩素（Cl）
Kali-mur（p72）、Natrum-mur（p80）、Lithium-mur（p108）、Zincum-mur（p114）、Rubidium-mur（p132）、Chlorum-aqua（p152）

　塩素は胃液中にも含まれ、消化酵素のペプシンを活性化したり、胃液を強い酸性にして消化を助けます。血液中では酸-アルカリバランスを調節する働きや細胞の浸透圧を調整する働きをします。肝臓の機能を助け、体内の老廃物の除去にも役立っています。
　塩（しお：塩化ナトリウム）は、日常的に摂取するので、塩素が不足することはないと思います。それよりも、塩素が殺菌目的で添加されている水道水を日常的に飲んだり皮膚に曝すことによる弊害の方が深刻と考えます。現代のこのような環境は、塩素のプルービングを行っているようなものです。
　Chlor-aqua（塩素の入った水から作ったレメディー）のプルービング結果は、塩素のパラノイア的精神を実証しています。ですから、**Chlor-aqua** は、塩素排毒のため定期的にとられたほうがよいでしょう。　例：**Chlor-aqua** 6C×2 週間/半年ごと

コバルト（Co）
Cobaltum（p120）

　コバルトは、筋肉や骨に多く存在し、腎臓、肺、皮膚、脾臓などの臓器に存在します。コバルトは、ビタミンB12の構成成分や、酵素の構成成分として重要です。金属を含むビタミンは、ビタミンB12しかありません。ビタミンB12の構成成分としてのコバルトは、体内の全コバルトの15%を占め、残りは、さまざまな酵素の構成成分として存在しています。
　ビタミンB12は、骨髄の造血機能に不可欠で、赤血球や血色素の生成に関係しています。コバルトが欠乏すると、悪性貧血症や筋力低下などの症状があらわれてきます。そのほか、全身の倦怠感、脱力感、食欲不振、知覚異常、神経精神症状などがあらわれます。

クロム (Cr)
Chromium (p120)

　クロムは人体内に 2〜10mg 含まれますが、食事や環境汚染などによってかなり変動します。血液中では 60〜70% がアルブミンと結合し、残りの一部がトランスフェリンと結合して臓器に運ばれます。肺内含量が最も高く、これは消化管からの吸収だけでなく気道吸収がかなりあることを示しています。

　クロム濃度は新生児において高く、加齢とともに減少するという、ほかの元素ではあまりみられない特徴があります(ただし、肺や脂肪組織のクロムは年齢とともに増加しますが、これは大気汚染が原因していると考えられます)。

　クロムは、糖代謝やアミノ酸代謝にかかわる酵素の構成成分となっていることが分かっています。クロムの欠乏症として、糖尿病、高血圧、動脈硬化、成長障害などが知られています(糖尿病に効果があるとして注目されていますが、すべての糖尿病に効果があるわけではありません)。クロムは糖代謝を高め、エネルギーを上手に使えるようにします。それによって体の活力を増し、体の腐敗を防ぎます。老人では、クロムが不足する傾向にあるようです。

銅（Cu）
Cuprum-ars（p96）、Cuprum（p154）

　銅は生体中の金属の中で、鉄、亜鉛に次いで多く存在し、肝臓、脳、心臓、腎臓などは銅の多い臓器として知られています。銅は十二指腸、胃で吸収され、肝臓に移行します。銅は、多くの酵素や蛋白質中に含まれて、広範な生体内の諸反応の触媒として重要な役割を持っています。

　ですから、銅の欠乏から、貧血、骨の形成不全、運動失調、毛髪と皮膚の色素欠乏、角化異常、心血管系異常など、さまざまな問題が生じてきます。

　銅酵素は、鉄代謝にも関与し（二価の鉄を三価の鉄とする機能があり）、銅不足のために鉄欠乏性貧血に似た貧血を起こすことが知られており、貧血の改善には、鉄だけでなく、銅も必要となります。

　このように銅は、生体に必須の重要な元素である一方、過剰に銅が蓄積すると臓器の線維化やがん化が進む原因となり、肝硬変や肝がんの原因の一つになると考えられています。過剰に蓄積した銅を排除することは、肝硬変や肝がん予防につながるとも考えられています。また、高齢者では銅の蓄積が、脂質の過酸化を促進し、動脈硬化、細動脈線維化を起し、老化速度を速めるという仮説があります。歯の詰め物にも銅は使われており、この悪影響が現在懸念されています。

　Cuprum-arsや**Cuprum**で銅のバランスを取ることが大切です。

フッ素（F）
Calc-fluor（p64）、Fluor-ac（p157）

　WHO はフッ素（正確にはフッ化ナトリウム）の歯への塗布を原則として禁止しており、フッ素洗口は6歳未満禁忌としています。しかし、なぜか日本ではフッ素塗布を推進し、また幼稚園児へのフッ素洗口が推奨されています。さらに妊娠するとカルシウムが不足し虫歯になりやすくなるという理由で妊婦さんにフッ素を塗布し、赤ちゃんにも歯が生えると歯を丈夫にするためと言ってフッ素を塗布することを強く進めているようです。これは世界的な流れに逆行しています。

　アメリカでは水道水へのフッ素添加により、虫歯が減ったと言われていますが、虫歯よりも深刻な問題が生じています。虫歯への効果についても、フッ素による歯の萌出遅延の影響を統計的な処理ですり替えた見せかけのう蝕抑制効果であり、実際に、フッ素が直接う蝕抑制効果を持っているどうかは疑問との意見があります。

　フッ素による害に斑状歯がありますが、この場合、一度う蝕になるとフッ素により硬くもろい歯になっているため、抜歯になることが多いと言われており、唯一の利点である歯のう蝕抑制効果に限ってみても、デメリットのほうが大きい可能性があります。

　虫歯よりも深刻な問題として、アメリカでは、フッ素によって、骨がん、骨肉腫、歯のホウロウ質が減り、硬いくもろい歯の人が山ほど増えたということです。さらにフッ素は、さまざまな心の問題、さまざまな慢性病、甲状腺異常、まだらの歯、歯肉炎、腎臓機能障害、アレルギー、骨の奇形、骨の未発達などの多くの問題を作り出しています。アメリカでは毎年3万人以上の人がフッ素により死亡しているという試算もあります。私は骨がんより、虫歯のほうがよっぽどよいと思います。

　「フッ素使用はがんを作り、そのがんによって急速に死に至らしめる。その急速さは、ほかのケミカルには比べものにならないほどである。」と、米国元国営がん研究所化学者の Dean Barke 氏は言っています。

市販の練り歯磨きには、フッ素（フッ化ナトリウム）と研磨剤としてのアルミニウムが入っていることが多く、歯科医では、高濃度のフッ素を歯に塗布したり、虫歯予防と称して、フッ素と硝酸銀（Arg-nit）からなるサホライドを塗布したりします。こうして子供たちは、Arg-nit 化（パニック症）していくと同時に Fluor-ac 化していくのです。
　疑問に思うことは、どうして人体内に存在せず、私たちにとって異物であり猛毒であるフッ化ナトリウムを使おうとするのか、です。ホメオパシーでは、歯を丈夫にするためには、人体内に実際にたくさん存在するフッ化カルシウム（バイタルティッシュソルトの一つ）を使うのが適当だと考えます。骨サポートの中には、Calc-fluor（フッ化カルシウムから作られたレメディー）が含まれており、1～3 ビンとることで、歯が丈夫になり、虫歯になりにくくなったという声を頻繁に聞きます。
　私たちホメオパスは、骨髄がんの子供たちや、代謝が激しくなることでエネルギーを使い果たし慢性疲労になった子供たちを多く診てきました。この子供たちはフッ素系のレメディーである Fluor-acid、Calc-fluor、Nat-fluor などに一様に反応し、どんどんよくなってきています。
　不自然なものを抱えていなければ、同じようなパターンを持つレメディーに大きく反応することはありません。親が何が必要で何が必要でないのかをしっかり見極めることが大切になります。まして口の粘膜は、直接血液に吸収されやすいところで、口の中に異物を入れることで、どんどん子供たちを蝕んでいることに気付くべきだと思います。

鉄（Fe）
Ferrum-phos（p70）

　鉄が不足すると鉄欠乏性貧血になり、動悸、息切れ、食欲不振といった症状があらわれます。また、粘膜の免疫力も低下するので、口角炎や舌炎などになりやすくなります。女性は月経があるので、男性よりも貧血になりやすいです。鉄はビタミンCや蛋白質と一緒に摂取すると吸収が高まり、反対にリンは吸収を妨げます。

　鉄を多く含む食品に、のり、ひじき、めざし、ほうれん草などがあります。

ゲルマニウム（Ge）
Germanium（p124）

　ゲルマニウム元素が生体内に存在することは分かっていますが、具体的な役割に関してはまだ明確になっていません。ホメオパシーでは、ジャン・ショートン（オランダのホメオパス）によって調査されています。

ヨウ素（I）
Ars-iod（p92）、Kali-iod（p106）、Iodum（p159）

　ヨウ素は人体に 10〜20mg 含まれており、ほとんどが甲状腺に存在しています。ヨウ素は甲状腺ホルモン（チロキシン）の成分で、チロキシンは、基礎代謝や成長に関係する、とても重要なホルモンですから、ヨウ素は体になくてはならない元素となっています。必要なヨウ素の量は微量ですが、ホルモン自体、微量で生体をコントロールするものですから、ヨウ素の過不足は、生体にとって大きな問題を引き起こします。

　ヨウ素は海水に多く含まれており、日本のように海産物（海藻や魚介類）を多食する国ではあまり見られませんが、海から離れており、ヨウ素が欠乏しやすい国では、甲状腺腫が多発することが知られています。

　ヨウ素を多く含んだ焼き海綿は、13 世紀の錬金術師によって甲状腺腫に効くことが知られていましたが、古代中国では既に内陸部で焼き海綿が使われていました。**Spongia**（焼き海綿のレメディー）も甲状腺腫に適合します。

　ヨウ素が欠乏すると、甲状腺ホルモンを一定のレベルにしようと甲状腺は肥大します。しかしヨウ素欠乏の状態が続くと、甲状腺の機能は次第に低下し、最後には、肥大したままになります（甲状腺腫）。そのほか、脱毛、皮膚の異常、体力の低下、成長障害が出てきます。また、妊婦さんがヨウ素不足になると死産や流産の傾向が強くなります。一方、ヨウ素が過剰になっても、欠乏症と同じ甲状腺腫となります。

　1 日に必要なヨウ素の量は、0.1mg（100μg）と考えられていますが、日本人の通常の食生活で不足することはないと言えます。海外では、必要ヨウ素の量は、成人 1 日 0.15mg（150μg）とされ、欧州諸国もほぼ同様のヨウ素所要量が定められています。

　Iodium、Ars-iod、Kali-iod 12X は、ヨウ素が不足しているときはヨウ素の吸収を高め、過剰に摂取しているときは排出を促し、ヨウ素のバランスを保つ働きをします。もちろん、レメディーをとることによる過剰摂取はあり得ません。現在、ヨウ素補給の栄

養剤が市場に出回っていますが、日本人にとっては、ヨウ素の不足よりもとり過ぎによる甲状腺機能障害が懸念されます。何事も過ぎたるは害になります。
　ヨウ素はこんぶ、わかめなどの海藻類に圧倒的に含まれており、次に海産の魚介類に多く含まれています。

カリウム(K)
Kali-mur（p72）、Kali-phos（p74）、Kali-sulph（p76）、Kali-alumina-sulph（p100）、Kali-ars（p102）、Kali-brom（p104）、Kali-iod（p106）

　カリウムは、私たちが日常摂取する動物性食品にも植物性食品にも広く含まれており、普通に食事をしていれば不足することはありませんが、あくまでも普通の食事をすればであって、普通ではない食事が多くなっている現代、慢性的なカリウム不足になっているように思います。
　カリウムはナトリウムと一緒に働いて、神経伝達や筋肉の収縮、水分バランス(浸透圧)を調整したり、体液の pH 調節、酵素の活性化、心拍のリズムを正常に保つ働きをしています。カリウム-ナトリウムバランスがとても大切ですが、食塩(塩化ナトリウム)のとり過ぎは、そのバランスが崩れる原因となります。ナトリウムが多くカリウムが少ない場合、高血圧を引き起こす要因の一つになると考えられています。また、神経と筋肉の機能が損なわれ、心筋の働きが正常でなくなり、不整脈や心伝導障害、アレルギーなどを引き起こします。反応が鈍くなったり、無力感を覚えたら、カリウムが不足している可能性が考えられます。カリウムは、脳に酸素を送って思考を明晰にさせたり、血圧を下げる、体内の老廃物の除去、などの働きを助けたりもしています。
　1日の所要量は 2g ほど。野菜や果物、豆などに豊富に含まれています。

マグネシウム（Mg）
Mag-phos（p78）

　マグネシウムは、私たちにとって必要不可欠な必須元素です。マグネシウム欠乏によって、循環器疾患、特に虚血性心疾患（心筋梗塞など）にかかる危険性が高くなることが指摘されています。マグネシウムは約半分が骨組織に、残りは筋肉そのほかの細胞に存在します。骨に含まれるマグネシウムは、カルシウムやリンとともに骨格を形づくり、骨の発育に関与します。そのほか、さまざまな生体反応の触媒として重要な働きをしています。筋肉、脳、神経に含まれるマグネシウムは、神経、筋肉間の興奮伝達（筋肉の収縮）などに重要な役割を果たしており、共存するカルシウムと協同あるいは拮抗して働きます。また、マグネシウムは体内の細胞中のミトコンドリアに存在し、エネルギー生産にかかわる各種の酵素の作用を促進する働きもしています。このほかマグネシウムは、DNAの構成要素の核酸代謝や蛋白質合成にも関与しています。マグネシウムは生体になくてはならない元素で、マグネシウム量が不足し、心臓などの重要な臓器のマグネシウム濃度が低下してくると、骨からマグネシウムが動員され、体液（血液）中のマグネシウム濃度の恒常性を保とうとします。

　健康人が通常の食事をしている限り、マグネシウムの過不足は起こらないと思いますが、カルシウムとマグネシウムのバランスが崩れると（たいてい、カルシウムのほうが多いことでバランスが崩れますが）、虚血性疾患（心筋梗塞など）の発症や進行に関係するようです。実際、マグネシウム摂取量に対してカルシウム摂取量が3〜4倍と多い国では虚血性心疾患による死亡率が高く、この比率が2倍以下と低い国では死亡率は低いと報告されています。また、脳や心臓に栄養を送っている動脈（脳動脈や冠状動脈）の血管細胞内のカルシウムとマグネシウムのバランスの崩れ（通常カルシウムが多くなる）が、血管痙攣などを生じさせる原因になっているのではないかと考えられています。このことから、循環器疾患の予防に、マグネシウム摂取の必要性が取り上げられているわけです。

いずれにしてもマグネシウムは、カルシウムとバランスよくとることが必要です。先ほど述べたように、カルシウム摂取量に対してマグネシウム摂取量が相対的に少な過ぎる食生活を続けていると、心臓病などにかかる危険性が高くなります。マグネシウム摂取量は、カルシウム摂取量の半分量程度が望ましいと考えられます。日本では、平成2年度から、マグネシウムの成人1人1日当たりの目標摂取量は、カルシウムの所要量1日 600mg に対して半分の 300mg と定められました。

　特にマグネシウム含有量の多い食品は海藻類(干物)、種実類です。野菜類では、緑色の濃いものにマグネシウム含有量が多いようです。大豆製品にも比較的多く含まれます。動物性食品では、卵・肉類などは含有量は少なく、マグネシウム供給源としては期待できません。水産物の魚介類は、動物性食品のなかでは比較的マグネシウム含有量は高くなっています。味噌、醤油などにも多く含まれています。飲料水中にも、ある程度のマグネシウムが含まれています。

　もとの食品に豊富に含まれていても、食品が加工・精製されるにつれて、ミネラル含有量は大幅に減少します。マグネシウムについても同様です。玄米中のマグネシウムは精白米では半分以下になります。精製された食品を食べることで、マグネシウム摂取量はどんどん減ってきているのです。また、マグネシウムは調理(水洗いや蒸し煮)による流出損失が特に大きいことが知られています。米は精白し、水洗いした段階で、マグネシウムの大部分は除かれ、炊飯すると、蒸気とともにマグネシウムが失われ、ごくわずかしか含まれていません。食品中のミネラルは、ビタミンなどのように貯蔵あるいは加熱により分解されて失われるということはありませんが、水洗いしたり蒸し煮したりするときに、蒸気とともに失われたり、煮汁に溶出したりし、その液を捨てることで失われてしまいます。従って、煮汁を一緒に飲むことでマグネシウムの損失を防ぐことができます。

マンガン（Mn）
Mangananum-sulph（p110）、Manganum（p162）

　マンガンは、骨や軟骨の形成に関与しており、骨の形成を促進します。また、蛋白質、糖質、脂質の代謝にも大きく関与しており、マンガンで活性化される酵素に、SOD（スーパーオキシドジスムターゼ）や炭酸脱水素酵素、加水分解酵素など重要な酵素があります。

　生殖や中枢神経系の機能とも密接にかかわっています。マンガン欠乏により、記憶力の低下や知能の発達の低下が見られることがあります。中枢神経（脳や脊髄）の成長、再生、機能発現に必要なミネラルです。それゆえ、不足すると情緒不安定や無感動になるとも言われています。

　マンガン不足のほかの症状としては、骨の発育不全、傷の治りが遅くなる、インスリンや甲状腺ホルモンの合成不良、性ホルモンの合成能力の低下、生殖腺の機能障害、糖尿病、筋無力症などが起こることが動物実験で知られています。また、マンガンが不足すると疲れやすくなったりします。

　マンガンは海藻類、緑黄色野菜、豆類、卵などの食品に豊富に含まれていますから、通常不足の心配はありませんが、牛乳はマンガンの吸収を妨げるので注意したほうがよいでしょう。

モリブデン(Mo)
Molybdenium (p126)

　モリブデンは成人に約 10mg 存在し、物質代謝(炭水化物と脂質の代謝)や生体酸化還元系(鉄代謝)に関与する酵素の構成成分として、酵素に活性を持たせる役目があります。それゆえ、貧血を予防する効果があり、全般的な健康を促進してくれます。
　モリブデンは肝臓と副腎の中にたくさん存在しており、これが不足するとエネルギーの源の肝臓や副腎の機能に問題が生じてきます。ですから"活力のモリブデン"と私は言っています。モリブデンが欠乏すると脳障害や精神障害を起こし、眼の水晶体異常などもあらわれます
　一方、モリブデンを過剰摂取すると、銅の排出を促進してしまい、銅欠乏症になることが知られています。銅が欠乏すると貧血や動脈硬化、心筋梗塞などを併発します。何事もバランスが大切だということです。

ナトリウム(Na)
Nat-mur (p80)、Nat-phos (p82)、Nat-sulph (p84)、Nat-bicarb (p112)

　ナトリウムはカルシウムをはじめ、ミネラルや蛋白質を血液に溶けやすくするほか、神経伝達や筋肉収縮に関与しています。
　ナトリウムは食塩から摂取されており、通常、とり過ぎる傾向にあります。ナトリウムの過剰摂取は高血圧の原因になり、悪くすると、脳卒中や動脈硬化、腎臓病などの病気になってしまいます。また、ナトリウムの多量摂取はカリウムの激減を招きます。
　ナトリウムの1日の摂取量は食塩で 10g 未満とされています。日頃から減塩を心がけるとよいでしょう。

ニッケル（Ni）
Niccolum（p128）

　ニッケルは銀白色の光沢があって、鉄と同様に加工しやすく、さびにくく、そのうえ安価なため、古くからメッキ、合金、金メッキの下地に使われてきました。しかし一方でニッケルは、汗などで溶け出しやすくアレルギーの原因となりやすい金属でもあります。

　ニッケルは、骨、歯、肺、皮膚、小腸、肝臓、腎臓、心臓に多く存在します。ニッケルは体内の酸素吸収を高め、鉄吸収を促進します。また多くの酵素の構成成分となっています。そして、ホルモンを活性化し糖代謝を促進します。ニッケルの欠乏症としては、肝脂質やリン脂質やグリコーゲンの代謝異常、生殖機能低下などが知られています。また、尿毒症や、腎臓、肝臓の問題はニッケルの不足によるものと思われます。肝硬変症、尿毒症、腎不全の患者では血漿ニッケル量は低く、潜在性欠乏症の可能性もあります。

　金属アレルギーを起こしやすい人は、ニッケルが必要になりますが、しかし現代、歯の詰め物やニッケル系のピアスや時計のバンドなどから、体内に多量に入ることのほうが多いと思います。多量に入ることによって（特に歯の詰め物が深刻）、逆に金属アレルギー、心臓病やがんを引き起こす原因ともなっています。Niccolum（ニッケルから作られるレメディー）をとることで、ニッケルのバランスを取ること、すなわち、不足しているときは吸収を高め、ニッケル中毒になっている場合は、排泄を高めることが大切になります。ちなみに、金属アレルギーは、ニッケルのほか、水銀、コバルト、スズ、パラジウムなどが生じやすく、銅、プラチナ、亜鉛、金も少ないですが金属アレルギーの原因となります。

オスミウム（Os）
Osmium （p130）

　重い金属の一つであり、最も堅い抵抗力のある金属です。また腐食しない金属であるため万年筆のペン先や時計の針に使用されています。松果腺の脳砂に含まれます。

リン（P）
Calc-phos（p66）、Kali-phos（p74）、Mag-phos（p78）、Nat-phos（p82）

　リンは骨や歯の構成成分です。糖質代謝を円滑にしたり、エネルギーを蓄えたり、ナイアシンの吸収を促して疲れを取り去ったりします。

　リンは通常の食生活をする限り不足することはありません。しかしビタミンDが不足すると、リンの利用率が低下します。また、リンの摂取量が多過ぎると、リンとカルシウムのバランスを取るために、骨に貯蔵していたカルシウムの量が減少し、カルシウムの欠乏が起きるので、リンとカルシウムはバランスよくとることが大切です。

　リンが不足すると、骨軟化症、骨の石灰化遅延、発育不全、くる病などが生じます。リンは、食品添加物や清涼飲料水からの摂取で過剰になりやすいのですが、過剰になり過ぎると、副甲状腺機能や骨代謝に障害が出てきます。

パラジウム（Pd）
Palladium（p164）

　パラジウムは生体に必須の微量元素ではありません。歯の詰め物や歯にかぶせるブリッジに多量に使われています。ほかに電気のソケットや外科手術器具、自動車の触媒にも使われ、さびることのない堅い金属です。現代は、それらのパラジウムの毒出しが必要となっています。

プラチナ（Pt）
Platina（p166）

　プラチナも生体に必須の微量元素ではありません。プラチナは、歯の詰め物、人工骨、自動車触媒、電気製品、精密器具などに広く使われています。C.P.H.ロバート学長いわく「外のゴミをかき集めて分析すると山ほどのプラチナ粉塵が舞い散っていることが分かるだろう。」きっと、空気中のプラチナ粉塵が、口腔、肺などからたくさん身体に入っていることでしょう。現代、プラチナの毒出しも必要です。

鉛(Pb)
Plumbum (p169)

　微量の鉛は動物実験において成長の維持、生殖、血液産生に不可欠であると報告されています。鉛は人体のすべての臓器や組織に存在し、健康な日本人成人では 78～131mg 存在します。正常な人では骨に最も多く存在し 90%を占めます。特に骨や歯に沈着しやすく、アパタイト(リン酸カルシウム)中のカルシウムと置き換わって存在します。

　食物や飲み物からの鉛は、8%程度しか吸収されませんが、呼吸器から吸入された鉛はすぐに血液中に入るため、14～45%が吸収され 8%弱が気管に沈着します。鉛は体内に入ると血液中のアルブミンと結合し、全身に行きわたり最終的には骨に蓄積します。

　多量の鉛の摂取による急性鉛中毒は、疝痛、貧血、神経病あるいは脳疾患となってあらわれます。鉛は急性毒性としては比較的弱い毒物で致死量は可溶性塩 10～15g とされています。しかし、蓄積毒であり非常に微量でも連続摂取すると慢性中毒を起こします。毎日数 mg の鉛を吸入した場合、中毒症状は数週間から数カ月を経てあらわれ、血液、神経、平滑筋などに障害が現れます。鉛は血色素の合成過程を妨げるので、赤血球中のヘモグロビンは著しく減少し貧血を起こし、顔面は文字通り鉛色を呈します。

　鉛中毒の原因として、水道管に使用されている鉛が水道水に溶け出ることがありますが、鉛管と水道栓に使用されている鉛入りの銅合金が鉛汚染の原因で、朝一番の水には、ちょうど鉛に接触していた水が混じっていて、鉛が高濃度で含まれています。朝の最初の水を捨てるのは昔は常識でしたが、今はどうでしょう。

　古い水道管からの汚染、下水管、屋根葺き材料、ペンキ、印刷のプレス、大気汚染、釣りで使われ捨てられる山ほどの鉛(重り)、散弾銃によって川や山や湿地にばらまかれる鉛、魚や鳥の鉛中毒、そしてそれを食べる動物や人間も知らず知らずのうちに鉛中毒になっている可能性があります。そして血液が侵され、筋肉が退化し、最後には人格が変化してしまいます。鉛中毒は、酸素や蛋白質の働きを抑制しヘモグロビンを作れなくし、血液不足を生じます。

ルビジウム（Rb）
Rubidium-mur（p132）

　成人体内中に320mgほど存在し、カリウムと化学的性質が似ているために体内に蓄積されやすくなっています。
　スキャナーや真空管に使用されています。
　ルビジウムの人体での役割は分かっていませんが、動物実験ではその必須性が明らかにされています。

硫黄（S）
Calc-sulph（p68）、Kali-sulph（p76）、Nat-sulph（p84）、Hepar-sulph（p98）、Kali-alumina-sulph（p100）

　硫黄はビタミンB群と一緒に働いて、体の基礎代謝に関与しています。
　大部分は蛋白質やアミノ酸の構成要素となっています。硫黄は毛髪、皮膚、爪の健康に大切です。脳が機能するのに必要な酸素バランスの維持にも大切です。

セレニウム(Se)
Selenium (p134)

　セレニウムは、欧米ではがんに効くとか若返りのミネラルとして知られ、栄養補給を目的としたセレニウムを含む錠剤が薬局で市販されています。

　セレニウムが体内で重要な役割をしていることは確かですが、比較的毒性の強い金属であり、所要量と過剰量との差が小さく高濃度のセレニウム錠剤をとることはお勧めできません。亜鉛などもホメオパシー的に使用するのであれば安全ですが、サプリメントでとり続けるのは避けたほうがよいでしょう。セレニウム中毒症として、脱毛、爪の脱落、爪の異常、吐き気、嘔吐、疲れやすい、神経症状(頭痛、しびれ)などの症状が報告されています。

　中国東北部から西南部の一部の地域や北欧のフィンランドの土地は、セレニウム濃度が非常に低い所ですが、この土地でみられる風土病のように、セレニウム欠乏になると心疾患を主とした病気になることが知られています。

　セレニウムの役割は、心臓血管系に対する効果、精力低下に対する効果、成人病の高血圧防止、動脈硬化や血栓症に関する作用、白内障や黄斑変性症など目の病気を防ぐ、そして体内の酸化防止です。

　動脈硬化(心臓病の原因となる悪玉コレステロール)、肝臓障害、糖尿病、白内障などの成人病の誘因となるのが過酸化脂質の大量発生ですが、セレニウムは、この過酸化脂質を分解する酵素の主要構成成分として働いています。過酸化脂質を減少させて上記の成人病予防、老化予防、組織の硬化予防として働いています。一方、ビタミンEは過酸化脂質の生成を抑制し、過酸化脂質の大量発生に予防的に働くことが知られています。

　所要量は成人1日あたり $60\mu g$ です。セレニウムを含む食品として、魚介類、海草類、麹、穀物などがあります。

ケイ素（Si）
Silicea（p86）

　骨は、主にリン酸カルシウムから構成されていますが、これが形成されるためには、ケイ酸が必要であることが分かっています。ケイ素が欠乏すると、骨の発達が悪く、頭蓋骨に奇形があらわれます。また結合組織や軟骨の発育障害としてあらわれます。ケイ素は肺や皮膚に多く存在します。

スズ（Sn）
Stannum（p136）

　青銅は、スズと銅の合金で古代から利用されています。またブリキ（鉄にスズメッキしたもの）やハンダ（スズと鉛の合金）として生活の中で多用されています。歯の詰め物にも使用されます。
　生体に存在するスズは、ほとんどが骨に蓄積しています。スズは、大部分が食物や水などから摂取され、90％以上は腸管から吸収されないまま尿中に排泄されます。動物実験において微量のスズ投与は、有意な成長効果をもたらすことから、スズは哺乳類にとって必須微量元素の一つとして考えられています。もちろん、ほかの重金属と同様、必須摂取量を超えれば金属毒性を示します。有機スズを除く通常のスズ化合物によるヒトの中毒としては、高濃度のスズを含む缶詰飲食品による急性胃腸炎と、良性の塵肺症であるスズ肺が知られています。一方、防汚または酸化防止を目的として魚網や船底の塗料に大量に使用された有機スズは猛毒で、また、近年「内分泌攪乱物質（環境ホルモン）」の一つとして問題視され、これらの有機スズ化合物については厳しい使用規制が実施されています。

ストロンチウム（Sr）
Strontium-carb （p138）

　ストロンチウムは、ほとんどが骨（骨幹）の中に存在し、わずかに軟組織に存在しています。ストロンチウムとカルシウムは化学的な性質が似ており、カルシウムと置き換わり骨に蓄積されます。ですから、ストロンチウムの量が過剰だと、カルシウムと置き換わる量も過剰となります。ストロンチウムの蓄積が多くなるとその分だけカルシウムが減りますから、骨の変性を起こしやすくなります。

　一方、ストロンチウムが少な過ぎても、骨の異常をきたし、捻挫や骨折をしやすくなります。そして血の循環が悪くなります。

　チェルノブイリ原発事故で有名になった原子量90のストロンチウムは放射性元素ですが、天然に存在するほとんどのストロンチウムは原子量約85の放射性を持たない安全な元素です。ストロンチウムは人体に長く残留する元素ですから、放射性ストロンチウムが骨に蓄積すると、骨がんや白血病の原因になります。それゆえ、最も危険な放射性元素の一つと言われています。

　ストロンチウムは空気中にあり、老人の肺の中には若者よりも多くあります。これは、生きていく中で蓄積されるようです。そして蓄積されることにより、リウマチなどの症状や、血流の悪さが出てきます。

バナジウム（V）
Vanadium（p140）

　バナジウムは蛍光灯やブラウン管の色素原料として使われている金属元素ですが、最近、糖尿病を改善する作用があることが確認され注目されています。バナジウムでⅠ型糖尿病（インスリンが分泌されない糖尿病）の血糖値が正常になることが分かり、インスリンに代わる化学療法として注目されています。また、Ⅱ型糖尿病（インスリンは分泌されるが、ストレスや肥満が原因で、インスリンの感受性が低下している糖尿病）の血糖値も正常にすることが分かっています。しかし、そのメカニズムに関してはまったく不明です。

　バナジウムは、脂肪代謝と関係し、中性脂肪を正常に保つ働きをします。脂肪肝、脂肪心臓と関係します。また、肝臓グリコーゲン貯蔵を増加し、筋肉のブドウ糖利用を促進し、そのほか、骨、歯の成長を助ける、亜鉛とともに細胞の再生を助ける、鉄代謝と造血を助ける、などの働きが知られています。

　バナジウムを多く含む食品として、ホヤがあります。しかしホヤはなんとも気味の悪い食べ物ですね。そのほかの食品としては、ひじき、海苔、貝類があります。富士山の伏流水は、バナジウム濃度が高く、糖尿病が治る水として知られています。

亜鉛（Zn）
Zincum-mur（p114）、Zincum（p171）

　亜鉛は、生体に存在する金属元素としては鉄に次いで多い元素です。多くの亜鉛は組織の細胞内に蛋白質と結合した形で存在します。亜鉛は、筋肉や骨、皮膚などの大きな組織細胞に圧倒的に多く存在します。肝臓、膵臓、腎臓、脳などにもかなりの濃度で含まれていますが、前立腺や骨の亜鉛濃度は特に高いことが知られています。実際、生殖や骨の形成に亜鉛が深く関与しています。不足すると主に皮膚に異常が出てきます。

　生体で行われている化学反応は、酵素によって行われていますが、酵素の中には、金属元素を必要とするものがあり、亜鉛もそうした酵素に活性を持たせる金属の一つです。ほかには、マグネシウム、鉄、銅などが主な酵素に活性を持たせる金属元素です。亜鉛を必要とする酵素は多数あり、亜鉛が不足すると代謝に影響を与え、生体にさまざまな問題が生じてきます。また、亜鉛は、インスリンなどいくつかのホルモンの構成成分であり、同時に、ホルモンの作用や分泌の調節にもかかわっています。

　亜鉛の欠乏症としては、以下のことが知られています。

① 成長阻害、味覚障害(味盲現象、微妙な塩味に鈍感になる)。
　亜鉛が欠乏すると成長が妨げられることが分かっていますが、これは一つには、亜鉛が欠乏すると味覚障害を起こし、食欲が低下して食事の摂取量が減ること、味覚障害から、栄養の吸収率が悪くなるためです。何でもそうですが、おいしく食べないと食べ物が栄養になっていきません。ですから、味覚に鈍感な人、食欲不振の子供、発育の悪い子供では亜鉛不足を起こしていることがあります。また、大人でも味覚が鈍感になった人では、亜鉛が不足している可能性があります。もう一つの大きな理由として、核酸の合成に亜鉛が必要だからです。核酸は、遺伝子の構成成分ですから、新陳代謝を行っている生体、そして特に成長期には必要不可欠な元素です。

亜鉛が不足するとなぜ味覚障害、食欲不振が起こるのか、詳しいことは分かっていませんが、舌の味蕾(味を見分ける部分)や唾液にも含まれているので、味覚の情報伝達と亜鉛に密接な関係があることが推測できます。

② 皮膚や骨の新陳代謝が悪くなる。
　亜鉛が不足すると、皮膚では角化が起きたり、傷口の治りが遅くなることが知られています。皮膚や骨の結合組織には、コラーゲンという線維蛋白質が多く含まれていますが、コラーゲンの合成に亜鉛が関与していると考えられています。また、亜鉛には骨形成を促進する作用があることが分かってきています。

③ 男女の性的成熟の遅延、男女の生殖機能低下。
　亜鉛が不足すると、精子や卵子の形成や分泌液の生成の阻害、性的機能不全などが生じます。人間の前立腺や精液中には高濃度の亜鉛が含まれていることから、亜鉛は生殖機能に関与していると考えられています。

④ 前立腺障害(排尿不全、残尿感、失禁など)。

⑤ 糖尿病(膵臓でのインスリン産生にも関与)。

⑥ 高血圧・動脈硬化・痴呆症・がんの誘因。

⑦ 嗅覚障害。

⑧ 胎児の発育不全(特に脳の発育や免疫力が低下)。

⑨ 乳児の発育不全(特に生殖器の成長不全をはじめ免疫不全、脳の発達不全)。

⑩ 皮膚障害(コラーゲンの生成にも関与)。

⑪ 免疫障害(免疫を司るリンパ球やT細胞の機能を高めるのにも関与しており、不足すれば感染症にかかりやすくなる)。

⑫ 創傷に対する治癒力低下。

⑬ 脱毛、精神活動などに幅広い悪影響。

　亜鉛不足の初期症状として、味覚障害と食欲不振があります。発育不全、下痢を伴い、皮膚には特有の症状(炎症)が出てきます。亜鉛の含有量が極端に少ない食事や、亜鉛の吸収を阻害する物質を多量に摂取した場合、亜鉛欠乏症がみられることがあります(薬の中には、体内で亜鉛と化学反応を起こし、吸収を妨げるものがあることが知られています)。食物としてとった亜鉛は、腸管壁を通過して吸収されます。吸収されて血液中に入った亜鉛は、アルブミンやグロブリンとよばれる蛋白質と結合し体内の組織に運ばれます。利用され、不要となった亜鉛は、大部分は大便中に排泄されます。汗や尿中へも一部が排泄されます。体内に亜鉛が不足しているときは、腸管からの吸収がよくなり、食物中に含まれる亜鉛の吸収率は平均して60%程度です。
　これは、健康な人と腸管に何か病気のある人とでは大きく異なってきます。食物繊維、カルシウム、銅あるいはカドミウムなどの金属も亜鉛の吸収を妨げると言われています。亜鉛を含む食品として、魚介類、カキ、ゴマ、豆類、肉、ハマグリ、大豆、玄米などがあります。

12バイタルティッシュソルトのマテリア・メディカ

12種類のバイタルティッシュソルトレメディーのマテリア・メディカを紹介します。
マテリア・メディカの見方をCalc-fluorを例に簡単に紹介します。

Calc-f.（カルクフロアー）
Calc-fluor:フッ化カルシウム

Calc-fluorはラテン語でレメディー名です。
カルクフロアーはカタカナ読みです。
英語の発音を忠実に表記したもので、世界で通用する読み方です。
フッ化カルシウムはレメディーの和名（無機塩の化学名）です。
Calc-f.は省略形です。
〈精神〉は、レメディーの持っている精神です。
〈特徴〉は、レメディーの持っている特徴です。
〈場所〉は、そのレメディーと関係がある器官や部位を示しています。
〈悪化〉とは、どのような状態になると症状が悪化するかということを示しています。例えば、最初の動作や寒冷により体調を崩したりする人はCalc-fluorが適合する可能性があります。
逆に〈好転〉とは、どのような状態になると症状が好転するかということを示しています。例えば、連続した動作や暖かさによって体調がよくなる人はCalc-fluorが適合する可能性があるということです。
このようにして、今自分の抱えている症状に最も適合すると思われるレメディーを、マテリア・メディカに記されたそれぞれのレメディーの特徴から選択していきます。

Calc-f.（カルクフロアー）
Calc-fluor:フッ化カルシウム

〈精神〉・深い落ち込み
　　　・金がなくなるのではないかと恐怖する
　　　・けち
　　　・地に足がついていない
　　　・決められない。判断できにくい
　　　・人間よりお金のほうに価値を置く
〈特徴〉・落ち着きのなさ
　　　・体は冷たい
　　　・組織、血管の弾力不足
　　　・皮膚の弾力の喪失(皺ができやすい)
　　　・子宮からの出血
　　　・骨、歯のもろさ、カリエス
　　　・骨、歯の問題(歯のエナメル質不足、虫歯になりやすい)
　　　・<u>靭帯、筋肉、関節、腱の緊張と過伸展による疾患(腫脹、硬い結節)</u>
　　　・ガングリオン
　　　・リンパ腺のはれ
　　　・膀胱や腹が垂れ下がるようになる
〈妊娠〉・妊娠中に与えると分娩がうまくいく
　　　・胎児の骨の問題
　　　・弱い陣痛
　　　・腺の硬化(扁桃腺、乳腺、痔核、腫瘍)
　　　・便秘(直腸の筋肉弛緩によるもの)
〈場所〉　骨膜　静脈　動脈　腺　筋肉　皮膚　左側
〈悪化〉　最初の動作　寒冷　湿気　すき間風　天候の変化　捻挫
〈好転〉　連続した動作　暖かさ　さする　冷湿布

Calc-f.（カルクフロアー）
Calc-fluor:ケース

11歳・男児
主訴：手首の硬いガングリオン
1年前はまだ水っぽく注射で抜いたことがある。しかし、また膨らんできて、今は硬く骨が変形しているようだ。

由井：歯はどう？
母親：強い方ですが、甘いもの冷たいものが滲みると言います
由井：お母さんの歯はどうだった？
母親：歯がもろく、子供を作る前に、フッ素を塗って丈夫にしたほうがよいと言われ塗りました。それ以来、あまり虫歯になりません
由井：お母さん、この子、生まれたときに何かありましたか？
母親：実は軽い三つ口だったんです。すぐ手術をしたので、多少傷がある程度で済みました
　　　※Calc-fluorは、三つ口とガングリオンのレメディーです。
由井：君は将来、何になるの？
子供：算数が得意なので、それを生かせるものがいい
母親：この子、お金にしっかりしていて、お年玉やお小遣いをしっかり貯めているんですよ。私も割にしまり屋でした

Calc-fluor　12X×1 ビン（朝・夜）

1か月後、ガングリオンが少しずつ小さくなってきた。

夜①　**Calc-fluor**　　　1M×2日間　その後2週間あけて
夜②　**Ruta**　　　　　10M×2日間

3か月後、今はガングリオンも消え、耳だれが乾いてきた。
驚いたことに、お金への執着が減り、妹にぬいぐるみをプレゼントしたそうです。

Calc-p.（カルクフォス）
Calc-phos：リン酸カルシウム

<精神>・物忘れが激しい
　　　・(疲労で)考えることができない　思考能力が弱い子供
　　　・不安　・よく泣き、気難しく、ボーッとしている子供
　　　・頭の使い過ぎ、失望、悲しみがすべてを悪化させる
<特徴>・不満(変化、旅行への欲求)　・ため息
　　　・意欲不足、精神的に低調
　　　・成長期の問題に最適合(急速な成長 or 並はずれて小さい)
　　　・成長痛
　　　・骨や歯の問題(歯の脆さ、骨粗鬆症)
　　　・消化不良(カリウムの代謝が弱く、消化不良をしばしば起こす)
　　　・貧血症の子供　若者(特に成長期)の貧血
　　　・やせ過ぎ
　　　・しもやけ
　　　・リンパ腺の問題
　　　・症状が治癒しにくい
　　　・疲れやすい
　　　・帯下や生理の量が多い
　　　・慢性肺炎　・腸結核性下痢　・蛋白尿
　　　・肺結核で、夜に汗をたくさんかく
　　　・ポリープができやすい
<妊娠>・乳腺炎
　　　・乳がしょっぱいため赤ちゃんが飲まない
　　　　（母乳の質が悪い）
　　　・妊娠中、手足の骨々が痛い
　　　・産後の疲労
<場所>骨　縫合　骨膜　軟骨　腺　神経　腹部　胸部
<悪化>天候の変化　すき間風　冷気　湿気　雪解け　東風　生歯
<好転>夏　暖かい乾燥した空気　横たわる

Calc-p.（カルクフォス）
Calc-phos：ケース

12歳・男児
主訴：成長痛
　肘、膝の関節が痛く、ときどきひきつれる
　背が急激に伸びた割には食が細く、ジャンクフードばかり食べる
　朝起きられず、ボーッとしてしまう
　授業中も眠く、先生に居眠りを注意される。集中力がなく、体がとてもだるいと言う
　風邪を引きやすい
　けがをしやすく、先日も少し転んだ程度で骨が折れてしまった

Calc-phos　9X×1ビン（朝・夜）

Calc-phosは骨の質、骨の成長、リンパ腺の問題に適合します。貧血にもよく合い、Ferrum-phosと一緒に使用することで、骨と血の栄養となりますから、成長期、骨粗鬆症、貧血、妊娠中の問題に使用することが大切です。

Calc-s.（カルクソーファー）
Calc-sulph:硫酸カルシウム

<精神>・感情面が安定していない
・気持ちがコロコロ変わる
・意識はあるのに急にものを忘れる
・不安でイライラしているため、心ここにあらず
・不平不満が多い
・山ほどの恐怖感
<特徴>・炎症の第三段階(化膿性分泌物)
・体は温かい(暑さ寒さの両方に影響されやすい)
・血液の構成物質
・血液の凝固不足
・青年期のにきび
・体毒
・治りにくい皮膚炎
・唇の荒れ
・できもの、吹き出物、化膿しやすい
・潰瘍
・肝臓の問題
・慢性リウマチで冷たさで好転
・化膿性の分泌物
・<u>絶え間ない黄色の膿の分泌物</u>
・腸内の潰瘍やできものからの化膿性の粘液
・結合組織の炎症
・目の潰瘍
・乳腺炎(膿)
<顔>・不潔っぽく見える老人斑、肝臓斑、黄色っぽい
<場所> 結合組織　腺　粘膜　骨　皮膚
<悪化> すき間風　温かさ　寒さ　ぬれる
<好転> 外気　戸外　入浴

Calc-s.（カルクソーファー）
Calc-sulph:ケース

8歳・男児
主訴：できもの
　できものができやすく、すぐに膿む
　しもやけもよくでき、そこから潰瘍になり、血と膿が出る
　結膜炎になりやすく、膿が出やすい

朝　Calc-sulph　　　9X×1 ビン
夜①Hepar-sulph　　12X×2 週間
夜②Hepar-sulph　　200C×2 日

Calc-sulph の膿を作る特徴は、Silicea によく似ていますし、Kali-sulph にもよく似ています。
結合組織にも適合し、腕が抜けやすい子供にも使用します。

Ferr-p.（ファーランフォス）
Ferrum-phos：リン化鉄

<精神>・普通のことが普通でないように思える
　　　・勇気と希望をなくす(寝た後は多少好転する)
　　　・取るに足らないものなのに山ほどの大きさに思える
　　　・脳の充血により妄想を抱く
　　　・偏執狂的な感情
　　　・非常におしゃべり・イライラ
　　　・怒りや頭の鬱血からめまいがする
<特徴>・すべての炎症初期(＝Aconite)炎症の第一段階
　　　・手術後の病訴
　　　・風邪が聴覚障害を起こす
　　　・筋肉の張りの喪失
　　　・筋肉の張りの喪失(血管が広がったため皮膚が痒くなる)
　　　・皮膚のかゆみ
　　　・血液の酸化
　　　・呼吸器障害
　　　・体内の鉄分バランスの崩れ
　　　・赤ら顔になりやすい
　　　・貧血
　　　・しもやけ
　　　・事故やけがの生傷
　　　・痔の出血
<妊娠>・妊娠中の貧血
　　　・食べた物を全部吐くつわり
　　　・妊娠中の熱　　・産後の産褥熱
<顔>　・赤い頬と額、特に炎症があるときや少しの運動で赤くなるとき
　　　・目の周りの黒い隈
<場所>　循環(肺、耳、鼻)　血管　血液　心臓　脳　粘膜　骨
<悪化>　夜　騒音　きしるような音　発汗抑制　肉体疲労
<好転>　寒さ　出血

Ferr-p.（ファーランフォス）
Ferrum-phos：ケース

①8歳・女児
主訴：風邪による高熱
　顔が赤くほてりテカテカしているので、一見元気そうに見える。
　Belladonna を飲んだが、変化なし
　咳も出てきた。耳も痛がる
　普段から鼻血を出しやすいが、熱が出ると止まらなくなる

Ferrum-phos　9X　1時間ごとにリピート
Ferrum-phos は、すべての炎症の初期段階に適合します。
中耳炎に適合するレメディーでもありますから、**Kali-mur** と一緒にとることで、耳炎により適合するようになります。

②28歳・女性
主訴：貧血
　生理になると、めまいや吐き気がする
　火照りやすく、少しでも緊張すると、赤面する
　喉に炎症があり、咳が出やすい
　疲れやすい
　卵が大嫌い

朝　　　Ferrum-phos　　9X× 2 ビン
夜①　　China　　　　　6C×10 日間
夜②　　China　　　　　200C× 2 日間

Ferrum-phos はヘモグロビン不足、酸素不足に適合します。炎症の問題に使用することで、血の濁りを浄化する役目があります。**China** は、肝臓、脾臓の問題に適合し、それらの臓器の本来の機能を取り戻し、血液をきれいにします。この二つのレメディーは、どちらも貧血に適合するレメディーです。妊娠中の貧血には **Ferrum-phos** をお試し下さい。

Kali-m.（ケーライミュア）
Kali-mur:塩化カリウム

<精神>・不平不満と落胆
　　　・悪魔を怖れる
　　　・静かにじっとしている
　　　・餓死するのではないかと思っている
　　　・些細なことへのいらだちと怒り
<特徴>・白っぽく粘着性があり、濃い分泌物
　　　・粘液質の耳、耳管カタルからの聴覚障害
　　　・扁桃腺炎「扁桃腺に白い膜が張る」
　　　・炎症の第二段階(中期の炎症止め)
　　　・予防接種の害
　　　・舌の乳白色の苔
　　　・乳白色の分泌物
　　　・腺のはれ(扁桃腺・耳下腺)
　　　・リンパのはれの No.1 レメディー
　　　・結合組織の炎症でむくむ
　　　・下痢後に大便が白っぽくなる(尿も)
　　　・軽い呼吸器の障害
　　　・咳
　　　・風邪の症状
　　　・耳の疾患、耳の中いっぱいの耳だれで聞こえなくなる
　　　・子供の発熱を伴う風邪
<妊娠>・白い胃液を吐くつわり
　　　・産褥熱の No.1 レメディー
　　　・乳房のはれ
<場所>　上皮(喉、耳管)　粘液腺　後頭部　筋肉　左側
<悪化>　外気　冷たい飲み物　脂っこい食べ物　濃厚な食物

Kali-m.（ケーライミュア）
Kali-mur:ケース

9歳・女児
主訴：耳管のつまり
　耳の中に白っぽいかすがどんどんたまり、難聴気味
　それが乾くと、カサカサと葉っぱがこすれるような音がしてうるさい
　毎日、耳かきをする
　長い間の鼻詰まりで、粘液を少なくする体質改善薬を毎日飲んでいる
　予防接種をすべて受けた
　風邪をひきやすい
　小柄

朝　　Kali-mur　　　9X×1 ビン
夜①　Vaccininum　200C×2 日　その後 1 週間あけて
夜②　Pulsatilla　　200C×2 日

　このケースは、Kali-mur ですべての症状をカバーできますが、予防接種や体質改善の薬による害が症状にふたをしている部分がありますから、この問題に適合するレメディー（夜の①②）を出しました。これにより、スムーズに症状の押し出しができると思います（※体質改善の薬はあまりとらなくなったそうです）。

　レメディーをとった 1 か月後、風邪をひき、緑色の鼻水、耳だれがひどかったが、治った。そのほかの変化として、以前は体力がなく、弱かったのに、全体的に体力がつき、学校でも活発になったことと、耳垢の量が減り、毎日していた耳掻きが一週間に一度でよくなったことが挙げられる。

Kali-mur　12X×1 ビン
この子は今、ほとんど風邪をひかず、体も大きく成長しています。

Kali-p.（ケーライフォス）
Kali-phos:リン酸カリウム

<精神>・非常に神経質で心配性　・イライラ
　　　・暗い感情、不幸な先行きばかり見る
　　　・仕事や規則を嫌う
　　　・人と交わらない　・逆の方向へ行こうとする勢いがある
　　　・頭の使い過ぎでボーッとする　・忍耐がない
　　　・物忘れが激しい（文章の文字を間引きして書く）
　　　・音に対して敏感で音を嫌がる
　　　・エネルギーがなく疲れやすい
　　　・決断できず気持ちが変わりやすい
　　　・恐怖や苦悩から抜け出せない
　　　・幻覚/幻視　・気が狂う　・ホームシック　・メランコリー
　　　・ヒステリー、泣き笑い　・感情を抑えられない
　　　・鬱とため息　・自分の病気のことが気になる
　　　・恥ずかしがり屋で赤くなりやすい　・不眠　・猜疑心
<特徴>・神経疲労、神経衰弱　・無力症や衰弱
　　　・極度の精神的、身体的疲労
　　　・神経症の消化不良　・精神性頭痛　・興奮しやすい
　　　・体をアルカリ性に変える特性がある
　　　・鮮やかな黄色、オレンジがかった黄色の分泌物
　　　・悪臭のある分泌物（タマネギの腐った臭い）
　　　・音に敏感で後頭部の頭痛がある
　　　・疑い深くホームシックにかかりやすい
　　　・運動神経が弱く痙攣を起こしやすい　・体中痙攣する
　　　・貧血　・はげ　・ガングリオン
<妊娠>・神経質なため、胎児が堕りそうになる
　　　・産後の疲労や過労
<顔>　・灰色または青白い顔　洗っていないような不潔な顔
<場所>　神経［脳；脊髄］　排泄　粘膜　皮膚　片側
<悪化>　心配　疲労　痛み　冷たい乾燥した空気　思春期
<好転>　食べること　軽い動作

Kali-p.（ケーライフォス）
Kali-phos:ケース

18歳・男性
主訴：大学入試前の問題
　精神的疲労
　頭の使い過ぎ
　寝不足
　覚えなければならないことがいっぱいあるのに、焦れば焦るほど、頭に入っていかない。このごろは冷や汗も出るようになり、ソワソワして落ち着けない。このままでは、僕は合格できない！と落ち込み、塞ぎ込む
　筋肉の麻痺感があり、重く、だるい
　でも眠れない

朝	Kali-phos	9X× 1ビン
夜①	Gelsemium	6C×10日
夜②	Gelsemium	200C× 2日

Kali-phos は神経、特に中枢神経系、自律神経系に適合します。Kali-phos が不足すると知的・精神的能力が下がります。そして鬱になっていきます。

脳の疲れにも合います。この人の場合、繰り返し頭を酷使することにより、また、繰り返す不安により自律神経失調症になっています。

この状態が続くと、血液の質が悪くなり白血病になることもあります。Kali-phos は白血病に適合するレメディーでもあります。透析をしている人にも必要です。

Kali-s.（ケーライソーファー）
Kali-sulph:硫酸カリウム

<精神>・上から落ちることに対する恐怖
　　　・とてもイライラしている
　　　・夕方不安になる
　　　・頭を使うと悪化する
　　　・いつも急いでいる
　　　・恥ずかしがり屋
　　　・頑固で自分勝手
　　　・無精で怠惰
<特徴>・炎症の第三段階(化膿した発疹、にきび、黄色や緑の粘液、副鼻腔炎、耳だれ、カタル、肝炎、腎炎など)
　　　・体が温かい(冷たい手足)
　　　・(ベトベトする)<u>多量の黄色の分泌物</u>
　　　・鉄と同様に酸素を運ぶ役目
　　　・皮膚調整
　　　・皮膚の炎症
　　　・ふけ症や頭皮の炎症
　　　・赤くただれ、黄色の分泌物が出てかゆい皮膚(アトピー)
　　　・もろい爪
　　　・メラノーマ
　　　・慢性リウマチ
　　　・後期の炎症
　　　・暑い部屋を嫌う
　　　・外気の冷たいのが好き
<顔>　・黄色〜茶褐色　そばかす　色素沈着　変色した皮膚
<場所>　上皮(呼吸器、皮膚)　腺
<悪化>　暖かさ　卵
<好転>　涼しさ

Kali-s.（ケーライソーファー）
Kali-sulph:ケース

8歳・女児
主訴：アトピー性皮膚炎
　黄色の汁が出る
　温かくなると掻きむしり悪化する
　アトピー性皮膚炎になる前、うるしに負けてひどかったときに
　コルチゾンクリームを塗った
　恥ずかしがり屋で人が嫌い
　いつもイライラしている
　この子は耳だれも目やにも、みんな黄色っぽく、膿っぽい
　傷口が膿みやすく、なかなか治らない
　気管支炎もあり、痰も黄色い

朝　Kali-sulph　　9X×1 ビン
夜　Petroleum　　6C×2 週間

Kali-sulph は、上皮、表皮の問題によく適合します。
また、症状が進まず、押し出しきれないときにも使用します。

Mag-p.（マグフォス）
Mag-phos:リン酸マグネシウム

〈精神〉・ものごとをきっちり考えることが嫌いで、忘れやすい
・すねて悲しむ
・しゃっくりとともに痛みを嘆く
・常に独り言を言う　or　黙ってむっつり座っている
・物をいろいろなところへ移す
・頭や体の過労感が多い

〈特徴〉・敏感で神経質
・衝動的で激しい
・右側の症状(頭、耳、顔、胸、卵巣、坐骨神経痛)
・寒冷で悪化
・暖かさで好転
・筋肉の痙攣やつり
・疝痛(圧迫で好転)
・腹のガス　膨張した腹
・足のつり
・<u>一般的な痛みや生理痛</u>
・細くやせた人で神経質な人向け
　　（**Kali-phos** は精神や神経の疲れだが、**Mag-phos** は身体的な症状とともに神経も立っている人）

〈妊娠〉・出産時の引きつるような痛み
・足の吊り、続く痙攣性の痛み
・胎盤剥離

〈場所〉神経　筋肉　右側
〈悪化〉冷気　すき間風　冷水　接触　周期的　夜　極度の疲労
〈好転〉暖気　熱い風呂　圧迫

Mag-p.（マグフォス）
Mag-phos:ケース

45歳・男性
主訴：足の筋肉の引きつれと痛み
　食後に、腹の膨満感、疝痛
　体のあちこちが痛く、小言ばかり言ってしまう
　字を書いても、指の腱が引きつれる
　痛みのために、心身ともに疲労困憊
　自分は痛みが激しく、感じやすい体質なのだろうか？
　この痛みが和らぐのは唯一、風呂に入り温まっているときだけ

Mag-phos　9X×1 ビン（朝・夜）

Mag（マグネシウム）は筋肉の問題に適合し、Phos（リン）は神経の問題に適合するので、痙攣症状にも適合します。また痛みの問題に最適です。

Nat-m.（ネイチュミュア）
Natrum-mur:塩化ナトリウム

- 〈精神〉・絶望（特に未来に）　・同情を嫌う　・魂の落胆
  - ・心臓に来る(感情)　・責任感が強い
  - ・いつも過去にあった不愉快なことが思い出される
  - ・涙がそこまで出かかっているのに堪える
  - ・気難しい　・便秘　・歌たっり踊ったりしたい
  - ・おびえる　・思春期の落ち込み
  - ・頭がボーッとしている
  - ・非常に傷つきやすい　・拒絶されることへの恐怖
- 〈特徴〉・塩を切望する
  - ・体の水分の分配と流通
  - ・体のむくみ
  - ・涙や鼻水を伴う水っぽい風邪
  - ・水っぽい白っぽい分泌物
  - ・花粉症でにおいや味が分らない
  - ・栄養失調
  - ・たくさん食べてもやせている
  - ・貧血
  - ・心臓機能低下、甲状腺機能低下
  - ・喉の慢性的な痛み
  - ・前頭葉の頭痛（朝に悪化する）
  - ・<u>希望がなく絶望的</u>
  - ・鬱病
  - ・はげ　・ふけ症
  - ・水疱のある皮膚疾患　・ヘルペス　・帯状疱疹
- 〈妊娠〉・つわり　むくみ
  - ・白っぽい体液を吐く
  - ・出産や授乳中に髪の毛が抜ける
- 〈場所〉　精神　心臓　粘液腺　脾臓　肝臓　腸　皮膚
- 〈悪化〉　周期的　熱(太陽、夏)　同情　思春期　海辺
- 〈好転〉　外気　発汗　海辺

Nat-m.（ネイチュミュア）
Natrum-mur：ケース

33歳・女性
主訴：妊娠中の感情の問題
　妊娠6か月（やっと授かった子供）
　むくみ（特に下半身）
　手や口の周りに水疱状の発疹ができやすい
　涙もろい
　怒りっぽい
　感情の起伏が激しく、夫も自分をもてあまし気味だと思う
　朝、前頭部に頭痛がある
　食べることを嫌悪
　においが分からない
　陰毛が抜け、髪の毛も抜けやすくなっている
　私は子供を産んで育てて行けるのか？

朝　Natrum-mur　　12X×1 ビン
夜　Natrum-mur　　30C×1 週間

バイタルティッシュソルト的には、Natrum-mur は体液バランスの問題に適合します。この方はむくみがあり、ヘルペスがあるようです。また甲状腺の働きが高まっているためか、感情の起伏が激しくなっています。このような問題にも Natrum-mur は適合するレメディーです。
夜のレメディーに Natrum-mur 30C を出しましたが、この方の未解決な心の問題（インナーチャイルド）に適合するレメディーとして出しています。
200C のポーテンシーでもよいのですが、妊娠中なので、穏やかにバイタルフォースを動かしたいと思い、30C を選択しました。

Nat-p.（ナトリュームフォス）
Natrum-phos:リン酸ナトリウム

〈精神〉・何か悪いことが起こると考え恐怖になる
　　　・不安
　　　・目的がない
　　　・忘れっぽい
　　　・思考能力不足
　　　・家具が人間に見え（寝ぼけて）たり、人間の声が聞こえたりする
　　　・神経質
　　　・何でもないことを気にする
〈特徴〉・揚げ物、濃厚な味を切望する
　　　・酸っぱいにおい、酸っぱい味、過酸症、ゲップ
　　　・胸焼け
　　　・胃の不消化
　　　・<u>胃液が出る</u>
　　　・黄色の分泌物
　　　・適度な活動後のこわばり
　　　・毎晩の射精
　　　・下痢便が緑色
　　　・リウマチ
　　　・赤ちゃんの乳酸異常（授乳のし過ぎからなることが多い）
　　　・薄黄色のカビの生えたような舌
　　　・痛みは雷によって悪化
　　　・黄疸
　　　・体中がかゆい
　　　・甲状腺異常
〈妊娠〉・胃液を吐くつわり
〈場所〉　後頭部　粘膜　十二指腸　胆嚢　生殖器　神経　胃腸
〈悪化〉　砂糖　小児　射精　月経時　酸っぱい食物
〈好転〉　寒冷　外気

Nat-p.（ナトリュームフォス）
Natrum-phos:ケース

35歳・女性
主訴：胆嚢炎と胆石
　ゆで卵が食べられない
　胃酸過多
　脂肪質を食べると、消化不良になる
　舌に黄色の苔が生えている
　腹の中に食べ物と水分が残り、チャプチャプと音を立てる
　ミルクを飲むと下痢をする
　便秘と下痢を繰り返す
　下痢便は酸っぱい臭いがする
　足の指に関節炎があり、痛む
　人が隣にいるのでは？　泥棒が入るのでは？などと色々なことを想像して眠れない

Natrum-phos　12X×2 ビン（朝・夜）

Natrum-phosは体が脂肪を排出できず、脇、胸、鼠径部に軟らかい脂肪質を作ります（結節形成）。そして慢性リウマチを起こし、酸性体質のため痛みも激しくなります。

Nat-s.（ナトリュームソーファー）
Natrum-sulph:硫酸ナトリウム

〈精神〉・自殺したい
・休息が必要、しかしイライラして夜になると眠れない
・音楽を聴くと落ち込む
・頭を打って以来鬱病や自殺願望が出る
・頭を打ちやすい
・人の苦悩も自分の苦悩も袋に詰めてその重い袋を引きずって歩く
・悲しみ　苦悩
・強い義務感や責任感
〈特徴〉・<u>事故やけがで必ず頭を打つ</u>
・体が温かい
・水分バランスの崩れ
・多量の分泌物(黄色・黄緑色)
・黄緑色の舌
・消化不良
・インフルエンザ様症状
・血友病
・胆石、肝臓の問題
・淋病
・喘息
・糖尿病
・目の周りや顔、胸にいぼがある
・水腫(むくみ)
・塩っぽい痰
〈場所〉　後頭部　肝臓　胆嚢　膵臓　腸　肺
〈悪化〉　湿気　左側を下にして横たわる　けが(頭・脊柱)
　　　　暖かい雨天　早朝(AM4〜5時)
〈好転〉　外気　乾燥した天候

Nat-s.（ナトリュームソーファー）
Natrum-sulph：ケース

35歳・男性
主訴：肝炎と痛風
　顔色が黄色い
　白目の部分が黄色っぽい
　夏になると下痢を起こしやすくなる
　酒を飲むと必ず二日酔いになる
　怒りっぽく、常にイライラしている
　自殺願望がある
　目の周りにいぼが増えた

Natrum-sulph　9X×2 ビン（朝・昼・夜）

Natrum-sulph は、筋肉、脳、多動、痛風、関節、肝臓の問題に使用します。頭を打ちやすい傾向があり、頭を打って以来、自殺を考えるようになった精神病のケースには、**Natrum-sulph** が一番適合するレメディーとなります。

また、**Natrum-sulph** は **Silicea** とともに抵抗体を上げる No.1 バイタルティッシュソルトです。抵抗体が下がると水虫になったり、カンジタになったり、化膿しやすくなったりします。それらに適合するのが **Natrum-sulph** です。

Sil.（シリカ）
Silicea:二酸化ケイ素

<精神>・体より頭が勝っているが、考え過ぎると悪化する
　　　・気骨な精神
　　　・神経質　イライラ
　　　・おもちゃをピンや針でつつく
　　　・気難しい
　　　・試験のとき考え過ぎてまとまらない
　　　・体が弱いが頭はよい
<特徴>・体がとても冷たい
　　　・喉が渇いている
　　　・髪、爪、骨、尿、血の中に含まれる異物の吹き出し
　　　・<u>虚弱で栄養失調(吸収力不足)</u>
　　　・とても神経質で小さい
　　　・便が途中で出なくなる
　　　・足に臭い汗をかく
　　　・ボーッとして集中できない
　　　・疲れやすい　・疲れや勉強のし過ぎからの頭痛
　　　・ピンや針を使って遊びたがる子供
　　　・出血しやすい
　　　・骨の壊疽と潰瘍
　　　・もろい爪
　　　・炎症とむくみ
　　　・皮膚の治りが遅い
　　　・黄色っぽい、臭い分泌物
<妊娠>・足の痛みやだるさ
　　　・乳首の割れ
　　　・母乳の質が悪く子供が飲まない
<場所>　神経　腺　分泌系　骨　皮膚　耳　爪　髪
<悪化>　冷気　すき間風　湿気　牛乳　予防接種　薬
<好転>　体を温かくすっぽり包む　熱い風呂　休息

Sil.（シリカ）
Silicea:ケース

3歳・男児
主訴：虚弱
　爪が弱く、フニャフニャしている
　小さい
　成長が遅い
　風邪をひきやすい
　音、光、冷たさなどに敏感？
　傷口が膿みやすく、なかなか治らない
　睡眠中、頭にたくさん汗をかく
　日中は足に汗をかき、蒸れて臭い
　とにかく虚弱で、風邪をひきやすい
　風邪をひくと喉のリンパ腺が腫れるので、抗生物質をとらなければならないが、この繰り返しを止めたい
　出産が大変だったため、頭に血腫がある（ずいぶん小さくなったが…）

朝　　　Silicea　　9X×　1 ビン
夜①　　Silicea　　6C×10 日間
夜②　　Silicea　200C×　2 日間

Silicea は、もろい骨、爪、歯の問題によく適合し、体の組織全体の働きを高める役目を果たします。
潰瘍や膿を作りやすい体質に適合します。
Silicea は、薬や予防接種をたくさん受けた子供に重要なレメディーです。
Silicea は、血管壁に弾力を持たせます（静脈瘤や痔）。
T細胞（免疫細胞）を活性化させ感染に強くなります。

バイタルティッシュソルトのコンビネーションレメディー

- TS-01(Ch)・・・血の栄養サポート
  適合問題：質の悪い血液　貧血　血色不良
- TS-02(Kam)・・・髪の栄養サポート
  適合問題：髪の問題全般　抜毛　艶のない髪
- TS-03(Tsum)・・・爪の栄養サポート
  適合問題：爪の問題全般
- TS-04(i)・・・胃の栄養サポート
  適合問題：胃の問題全般
- TS-05(Hif)・・・皮膚の栄養サポート
  適合問題：皮膚の問題全般
- TS-06(Hifro)・・・皮膚の老化に合う栄養サポート
  適合問題：皮膚の老化
- TS-07(Toko)・・・床ずれの栄養サポート
  適合問題：寝たきりによる床ずれの問題
- TS-08(Zuts)・・・神経性の偏頭痛の栄養サポート
  適合問題：神経性の偏頭痛
- TS-09(Zak)・・・坐骨神経痛の栄養サポート
  適合問題：坐骨神経痛
- TS-10(Ryu)・・・リウマチの栄養サポート
  適合問題：リウマチ痛
- TS-11(SeYo)・・・腰痛の栄養サポート
  適合問題：背中痛、腰痛
- TS-12(Kin)・・・筋肉痛の栄養サポート
  適合問題：筋肉痛
- TS-13(Ash)・・・足（脚）痛の栄養サポート
  適合問題：足（脚）痛
- TS-14(Sei)・・・生理痛の栄養サポート
  適合問題：生理痛
- TS-15(Ga)・・・消化不良（ガス）の栄養サポート
  適合問題：消化不良　ガスがたくさん出る

- TS-16(Mun)・・・胸焼けの栄養サポート
  適合問題：消化不良、胸焼け
- TS-17(Huk)・・・副鼻腔炎の栄養サポート
  適合問題：カタル、副鼻腔炎
- TS-18(Kaf)・・・花粉症の栄養サポート
  適合問題：花粉症など
- TS-19(Kaz)・・・風邪の栄養サポート
  適合問題：風邪全般
- TS-20(Ira)・・・イライラの栄養サポート
  適合問題：イライラしているとき　神経が立っているとき
- TS-21(Hon)・・・歯と骨の栄養サポート
  適合問題：骨と歯の問題全般　骨折　歯折　抜歯　側彎症
  　　　　　骨粗鬆症　成長期　成長痛
  　　　　　真菌(水虫などのカビ系)
- TS-22(Yoho)・・・幼児の歯の栄養サポート
  適合問題：歯が生える時、歯が生える時の痛みや炎症
- **バイタルソルト**

適合問題：生命力の停滞　栄養不足　虚弱体質

12 細胞活性ティッシュソルトのマテリア・メディカ

Ars-i.（アーセニカムアイオド）
Ars-iod:ヨウ化ヒ素

<大特徴>
強い喉の渇き　花粉症による鼻カタル　喘息　気管支の痙攣
じくじくした湿疹　アクネ　リンパ腫　思春期のにきび

<精神>
精神力が弱く、頭を使うと頭痛がし、勉強をすることができない。
心の平安がなく、常に焦っている。
いつもどこかしら悪く調子のよい日がない。

<身体>
血液、リンパに最適で、インフルエンザ、花粉症、慢性副鼻腔炎、中耳炎、難聴、肺がん、潰瘍を伴う乳がんに適合します。
花粉症は水様性の焼けるような鼻水と連発するくしゃみが止まりません。鼻の中が赤くはれ、少しの刺激で痛みます。花粉症から風邪のようになってしまい、寝汗をびっしょりとかきます。
すべての分泌物は腐敗臭、刺激性がありただれます。皮膚は乾燥していますが、患部はじくじくとハチミツのような黄色っぽい汁が出続け、治りにくく、その汁は痛がゆいのが特徴です。かくと汁と血が混ざった分泌物が出ます。
若者のにきびや疥癬、髭の中の膿を持つ湿疹、梅毒体質に合います。
慢性気管支炎で乾いた咳が止まらず、長い間出続けます。痰は黄緑色で喉がしわがれ、失声症を起こしやすいのです。
喘息、結核、インフルエンザなども Ars-iod です。
マルチプルアレルギー体質でホメオパシー版抗生物質と言えるものです。

<悪化>　タバコ　空気の流れ

Ars-i.（アーセニカムアイオド）
Ars-iod:ケース

35歳・女性
主訴：いつまでも続く鼻炎と咳

季節によって鼻水が交互に詰まったり、止まらないほど流れ出たり常にある鼻炎。寝ているときは鼻が詰まり、口は開けて寝ているために常に喉が痛む。そして鼻水が口に流れ、咳が出続ける。目が覚めたときに口の中が臭く、ムカムカする。痰が切れず、花粉時には鼻だれではなく、皮膚がまだらに赤くはれてかゆい。子供のころによく中耳炎になり、耳の中に消毒液を入れられた。その右耳は今は難聴になり、ほとんど聞こえない。

Ars-iod　12X×2週間

Calc.（カルカーブ）
Calc-carb:炭酸カルシウム

<大特徴>
頭が破裂しそうな頭痛　リンパ節腫脹　慢性の粘膜カタル
頻尿　夜尿症　子供全般　疲労困憊状態　早発性の老化

<特徴>
Calc-carb は根本レメディーの一つで、通常 30〜200C などが使われることが多いですが、低ポーテンシーで使うことで細胞組織に適合するレメディーとなります。

Calc-carb の人は太る傾向にありますが、これは脂肪代謝や水分代謝が悪く脂肪や水分がたまるためで、ぷよぷよと軟らかい体です。骨の質も悪いです。体は冷たく、手足はいつも冷たい汗で濡れています。そして酸っぱいにおいがします。体質は粘液体質。すぐ汗をかくぷよぷよと太った赤ちゃん、頭の泉門が閉じにくかった頭の大きな赤ちゃん、あるいは太る傾向にあり、肌の色が白っぽく、ときには灰色になる人に合います。**Calc-carb** をとることで、このようなぷよぷよした体が、引き締まったがっちりした体に変化していきます。カルシウムバランスがよくなり、スカスカの骨も丈夫になってきます。

このような方は水仕事（漁業、農業、特に田植え）をすることで風邪を引きやすくなります。カルシウムの吸収が悪いとリンパや腺、骨、皮膚、神経、副腎などに問題が起こります。

Calc-carb は甲状腺炎、脳下垂体炎、骨髄炎、骨粗鬆症にたいへん適合します。

登山、喋る、歩くことで衰弱感が起き、重いものを持つことで筋違いや肉離れを起こしやすい人に適合します。寒く湿った気候で悪化します。ネズミを怖がります。

Calc.（カルカーブ）
Calc-carb:ケース

8歳・女児
主訴：咳が止まらない　手足が臭い
　　　足首がグキグキ音を立てたり捻挫をしやすい

3,900ｇと大きい赤ちゃんで、いつまでも脂肪性湿疹が残った。妙に皮膚に弾力があり、頬は餅のように伸びる。太り気味。声がしわがれやすく、だみ声。労力を惜しみ、山登りや庭仕事を嫌悪する。喉のリンパ節が常にはれていてグリグリする。残酷なテレビや話を聞きたくない。食べられるものは何でも食べたがる。この前も猫のえさを食べていた。すぐ虫歯になる。

Calc-carb　12X×2週間

Cupr-ar.（キュープロムアーセニカム）
Cuprum-ars:亜ヒ酸銅

<大特徴>
射るような頭痛　耳鳴り　筋肉痙攣　こむら返り　百日咳
腎疝痛　坐骨神経痛　胃腸の故障　下痢

<精神>
無気力なのに心は落ち着かず、小さいことにも気を病み、ノイローゼのようになって行きます。犯罪を犯しているのでは？ 病気になるのでは？ 下痢が止まらなくなるのでは？ と心配が消えません。

<身体>
Cuprum(銅)は神経と腸と体毒に、Arsenicum(ヒ素)は腸と腎臓、活力低下に適合します。**Cuprum-ars** はコレラ、チフス、赤痢、大腸炎、下痢などに適合し、患者は冷たい汗をじとじととかき、重油のような下痢便が続き、激しい痛みがあります。そのため体は衰弱しており、歩くと足が引きつったり、全身が自分の体重を支えきれず震えます。下痢を伴う脳障害による麻痺、めまい、頭痛に合い、**Veratrum-alb** や **Cuprum** によく似ています。
腎臓は尿毒症や糖尿病になりやすく、尿のにおいはニンニク臭く、アセトン酸が多く排出されます。皮膚は氷のように冷たく、顔や生殖器にできものができやすく、膿んでしまう傾向が強いです。しゃっくりが出始めるとしつこく、なかなか止まりません。動くことで、肩や背中が凝ったり、下痢などの症状のすべてが悪化します。

Cupr-ar.（キュープロムアーセニカム）
Cuprum-ars:ケース

50歳・男性
主訴：体調が常に悪い　虚弱
　溝の水を飲んで以来、自家中毒になり、周期的に下痢を起こし熱を出す。
　体は冷たいのにヌラヌラと汗が出るが、汗が出ても治ることがない。
　マラリアの疑いがあり、マラリア治療を受けたことがある。
　下痢になると水分をとりたくなくなり、水分をとるとより下痢をしてしまう。

奥様：この人は、下痢になり熱が出ると尿がどんどん濃くなり、とても臭くなります。だからこの人がトイレに行った後はすぐ分かるんです。
男性：左側にしつこい肩凝りがあり、腰も痛い。

Cuprum-ars　12X×1週間（朝と夜）

Hep.（ヘパソーファー）
Hepar-sulph:硫化カルシウム

〈大特徴〉
乳児脂漏性湿疹　できもの　消耗状態　疲労困憊　体重減少
〈特徴〉
カキの殻（Calc-carb）と硫黄（Sulphur）を火の中で燃やして作ったもので、Calc-sulph（石膏）と似ていますが、燃やす工程の中で化学変化し Hepar-sulph となります。Hepar-sulph の 30C と 12X では、ポーテンシーの違いによって、適応が異なってきます。30C のような中くらいのポーテンシーでは化膿症状に適合し治癒へと導きます。一方、12X のような低いポーテンシーでは体毒がたまって出てこない状態に適合し、老廃物を集めて膿として体外へ排泄するよう導きます。ですから、できもの症ですぐ膿む癖がある人には、Hepar-sulph 30C がよく適合し、膿んでもなかなかその膿が出にくい人には、Hepar-sulph 12X がよく適合します。膿が出始めたら、その傷口の腐りが止まったり、傷口が早く治癒したりします。

〈精神〉
気温、音、光などの外からの刺激、人の言葉や態度、その場の雰囲気に大変敏感で激しく反応します。そのため疲労困憊していきます。暑いとすぐに汗をかき、暑がりますが、この人はすぐに冷えるので、暑くても毛布を離しません。冷たい風が体を吹き抜けるように感じ、湿気や冷たさで悪化します。冷たいものやアイスクリームなどを食べるとその冷たさで刺激され、咳が出て止まらなくなります。鼻だれ、耳だれ、扁桃腺炎は、膿んで黄色く腐ったようなにおいがします。そして、それらの痛みは刺すように焼けるように痛みます。胃が弛緩して垂れ下がり、食欲はあまりありません。そのため、体重が減って行きます。刺激の強い酸っぱいものや濃い味を好みます。水銀中毒に起因する症状（唾液や汗が多くなる、リンパ腺がはれる、疲れる、怒りっぽくなるなど）に適合します。そのほかの重金属中毒にも適合します。また肝臓の問題（解毒作用の停滞）によく適合します。

Hep.（ヘパソーファー）
Hepar-sulph:ケース

8歳・男児
主訴：足の内股の近くに3cmほどのできものができた。見る見る
　　　うちに全身に広がり、焼けただれたようになり治らない。
　　　体が痛み、触られることや服を脱ぐことを異常に嫌う。
　　　怒って自分の体を虐める。どうしたらいいのでしょう。

朝　　Calc-sulph　　　9X×1 ビン
夜　　Hepar-sulph　　12X×2 週間
随時　ビーワックスＣ塗布

Kali-al-s.（ケーライアルミナソーファー）
Kali-alumina-sulph:硫酸アルミナカリウム

〈大特徴〉
頭痛や咳の発作（朝）　めまい（ふらふら感）　消耗疝痛　鼓腸疝痛　神経障害　乾いた口　乾いた皮膚

〈特徴〉
常に腸にガスのたまる人、腸内が張ってパンパンでおならをしてもまたすぐにガスがたまり、人から"へっこきおばさん"とか"へっこき娘さん"と言われている人に適合します。便は軟便ですが、何遍トイレに行ってもなかなか出ません。
Kali-sulph（硫酸カリウム）は肝臓に適合し、皮膚をきれいにするコラーゲンの役目があります。Alumina（酸化アルミニウム）は乾燥肌でざらざらとしており、しっとり感のない肌に適合します。腸の問題と皮膚の疾患があれば Kali-alumina-sulph を試してみるとよいでしょう。腸内が浄化されないと皮膚の質が悪くなります。
また Kali-alumina-sulph は、Zincum（亜鉛）のように神経に適合し、神経の酷使（過度の勉強や頭脳の酷使、気苦労）で腸内バランスが悪くなっている人に最適のレメディーです。

Kali-al-s.（ケーライアルミナソーファー）
Kali-alumina-sulph:ケース

65歳・女性
主訴：下腹が常にポコンと膨らんでいて、ガスがボコボコおなかを動く。人前でおならを出せないときは、腹がパンパンに膨れて苦しい。
冬になると静電気がたまりやすく、車のドアや金属に近づくのが怖い。常に保湿剤のクリームを塗っている。足のかかともひび割れて痛む。

Kali-alumina-sulph　12X×2週間
ビーワックス Tu　　塗布

Kali-ar.（ケーライアーセニカム）
Kali-ars:ヒ酸カリウム

〈大特徴〉
皮膚疾患(かゆい湿疹、潰瘍性皮膚病)
衰弱(肉体の衰弱、神経衰弱)
神経性貧血
神経性喘息
水っぽい下痢
寒さで悪化

〈精神〉
パニックを起こしやすく、神経質で、特に血栓ができたり、心臓発作が起きたりして死んでしまうのではないかと不安におののいています。恐怖に慄き切羽詰った顔をしており、笑うことがありません。それは常に病気への不安があるからでしょう。鬱病的に落ち込みや引きこもりがあります。少しのことで腹を立て、気難しいので、扱いにくいのが **Kali-ars** です。

〈身体〉
皮膚疾患や体の衰弱時に大切なレメディーです。右側のヘルペス、慢性アトピー、はしかの発疹によく適合し、皮膚が硬化し黄色っぽくなり老人のように老けて見える人に適合します。
疥癬治療のための長期ステロイド使用からくる体毒や血液の濁りにも合います。足先に潰瘍ができやすく切れて激しい痛みがあります。
ベッドから起き上がって座ることもできないほどに衰弱し、体力がありません。何の病気でも悪性になりやすい傾向があります。体が冷たくてブルブル震えるほど寒い人です。

〈悪化〉　夜(午前1〜3時)　　足が冷える

Kali-ar.（ケーライアーセニカム）
Kali-ars:ケース

28歳・女性
主訴：アトピー
　小さいころからのアトピーでステロイドを塗っていたこともある。
　色素沈着がひどい。体が冷えるが少しでも熱くなると無性にかゆくなる。
　女性にしてはひげが濃い。心配性、不安性で少しのことでドキドキと動悸がする。

朝　　TS-05〈皮膚サポート〉×1 ビン
夜　　Kali-ars　　12X　　×2週間

体の冷えは、ステロイドをとり続けたことによる体温低下が疑われます。本来のホルモンバランスを取り戻せるよう、自然体にならなければなりません。ひげが濃くなるのもステロイドの害です。

Kali-br.（ケーライブロム）
Kali-brom:臭化カリウム

〈大特徴〉
鎮静剤　不眠症　神経性の視力障害　憂鬱症　興奮状態　健忘症
腺の障害(特に甲状腺)　かゆい皮膚の吹き出物　アクネ
粘膜の刺激性炎症　暖かさで悪化(暖かさに耐えられない)
〈特徴〉
Kali-brom は Kali-phos と同じように神経と脳に適合します。
Kali-phos は脳や神経の使い過ぎに、Kali-brom は人から被害を受けるという妄想からの脳神経の問題に適合します。
臭化カリウムは、現代医療ではてんかんの薬として使用されています。しかし物質としての臭化カリウムをとり続けることによって、逆に神経の麻痺、脳や記憶の不活性化、退化を引き起こしてしまいます。
Kali-brom は、老人の脳、痴呆で同じことを繰り返す、話し方を忘れる、鬱病などの脳や神経の不活性化に適合します。
後頭部の偏頭痛と手のしびれや麻痺感が同時にあり、性的興奮、セックスのし過ぎでてんかんが起こる人にも合います。性欲は強いけれど精力が伴わない人には Selenium か Kali-brom が合います。
手がひっきりなしに動き、止められないのも特徴です(Zincum は足が引きつり動きます)。周期的に繰り返す下痢、コレラにも適合します。Kali-brom は下痢を起こす直腸からの大脳刺激を緩和し、潰瘍性大腸炎で排便を常に催す人にもよいレメディーです。コレラのために衰弱し、眠り続ける子供にも合います。
〈精神〉
感情の起伏が激しく突然泣き出したり、怒ったり、怖がったりします。人から虐待される、毒殺されるかもしれないと思い、人に対して疑い深くなっていきます。また神から天罰を受けると思い込んでいます。記憶が途切れて、過去のことはあまり覚えていないのに嫌な過去だけは鮮明に覚えています。

Kali-br.（ケーライブロム）
Kali-brom:ケース

65歳・女性
主訴：糖尿病と頻尿のため不眠になっている。そのため睡眠薬と安定剤を長い間とっている。

息子いわく、少しぼけがあり、過去のことを聞いてもほとんど覚えていない。心の中核を聞き出そうとすると"人生色々あるからね"とはぐらかす。それでも聞くと"何で人のことを色々と聞くのか？"と逆に聞き返えされる。食事もまずい、人ともうまくいかない、人生はつまらない、と嘆く。以下2回目の相談会より。

母親：若いころに聞いた歌"あかしやの雨"が耳の中に聞こえ続けるんだ。あんた、私に何飲ませたの？
私の過去をいじくり回して何をしようとしているのか？

由井：昔嫌なことがたくさんあったでしょう？ そこにふたをしていたからこんなことになったんですよ。ふたは開いてしまったのだから頑張って押し出して行きましょうよ。

母親：もう飲まない。

息子：お母さん、飲んでいこうよ。飲まなければもっとぼけて自分が誰なのかも分からなくなるよ。

母親：私は夫から金銭的にも精神的にもまったく援助がなかった。子育てや義母の看護も全部一人でやった。
働いて働いてやっと楽をしようと思った途端、私に迷惑ばかりかけて夫が死んだ。私は夫に一言"ありがとう"って言ってもらいたかった。

由井：そのことをずーっと思っていたんだね。そこのところをどうしても受け入れられないんだね。リラックスできない毎日の中で不眠になったんだね。ありがとうの一言も言えなかった夫には、一度、仏壇に向かって思いっきり文句や正直な気持ちを言ったほうがいい。そしてあなたが日常の中で感謝することが、山ほど見つけられたらきっといいことがあるよ。Kali-bromをもう1ビン飲んで脳神経をリラックスさせましょうよ。

Kali-i.（ケーライアイオド）
Kali-iod:ヨウ化カリウム

〈大特徴〉
関節腫脹　リウマチ　坐骨神経痛　慢性の感染症　甲状腺障害
冷たく赤い手　高血圧　石灰化(硬化)　老化現象　リンパ腫

〈精神〉
よくしゃべり、くだらない冗談ばかり言っている、かと思うと小さい物音でびくつき、不安から泣き出したりします。子供や夫をたたいたり、罵倒したり、不機嫌で短気になります。痛みや不安から、少しも静かに座っていられずに、イライラと歩き回り気を紛らわせます。適切な言葉をうまく人に伝えられません。
Kali-iodの人は外気が好きで外を歩いても疲労しません。

〈身体〉
Kali-iodは、内出血を起こしやすい人、出血が止まらない人、水腫ができやすい人に適合するレメディーです。水腫は大きい関節や結合組織に生じ、リウマチや坐骨神経痛を起こします。リウマチ痛は夜や湿気によって悪化し、注射で水を抜かなければならなくなります。しかし注射で抜いてもまたすぐにはれてきますので、そのような方には **Kali-iod** を長くとり、結合組織や線維組織の排毒をすることが大切です。
甲状腺の異常を起こしやすく、喉や扁桃腺がヒリヒリ痛み、首にきついものを巻くことを嫌がります。咳が出やすく、痰は黄緑色の泡を持つものです。
骨組織を浸潤し骨を破壊してくる病や脊柱彎曲症などを起こすもの、急性鼻炎、腫瘍、コンジローム、リンパの腫脹、がんにも適合します。
Kali-iodの症状から考えると、マヤズム的には結核と梅毒があります。実際、**Kali-iod**は結核や梅毒にも適合し使用されます。

Kali-i.（ケーライアイオド）
Kali-iod:ケース

45歳・女性
主訴：リウマチ　膝と手首の痛みとむくみ

10回注射で水を抜いた。リウマチは湿気が多いと悪化する。咳と痰が止まらない。鼻炎が一年中ある。耳鳴りがひどく少しめまいもある。
大きな筋腫が2つほどあるが何もしていない。おりものが臭く量も多い。
心配症で強迫観念が強く、いつもイライラしている。
仕事は10年間勤め上げたが、こちらが思うほど人は自分を認めてくれなかったし、仕事での人間関係がうまくいかなかった。かなり悶々と怒ったり悩んだりしていた。その最中にリウマチになり仕事を辞めた。

Kali-iod　12X×2週間

Lith-m.（リシュームミュア）
Lithium-mur:塩化リチウム

〈大特徴〉
頭痛(食べると好転)　憂鬱症　神経疲労　慢性の関節硬直
リウマチ　腸内ガス　導出尿路のカタルと炎症　老化現象
痛風

〈精神〉
希望が一つもなくすぐに落ち込み、生きることに嫌気がさします。独りぼっちで誰の助けもないと思うと生きていてもつまらないと考えてしまいがちです。この人たちの根底にある問題は母子のつながりにあります。母や父に守ってもらえなかった経験が、胎児のとき、出産時、育児のときに多くなると、独りぽっちで誰の助けもない希望の見えない大人になっていきます。ですから**Lithium-mur** は、どうしても鬱、落ち込みに入ってしまいがちな人たちのレメディーです。

リチウムは抗鬱剤や精神安定剤に使用されています。その薬害として耳鳴りがしたり、顔が重くボーッとしたり、めまいがしたりします。

Lithium-mur は、それらの薬害に適合しますから、**Lithium-mur** をとることで体が薬害の排毒を積極的に行うようになります。

〈身体〉
おなかが減ると頭痛が起こり、頭が大きくなったように思います。この頭痛は食べるまで続きます。しかし食べ過ぎると胸焼けを起こします。リウマチは熱い風呂に入ることで刺すような痛みになります。舌の麻痺感があり、しゃべり方が舌足らずになったりします。体は衰弱しており、耳鳴り、めまいが続き、常にむかむか吐き気があります。皮膚は **Alumina** のようにザラザラに乾燥し、常にかゆみがあり、かくと赤むけになります。特に、手、頭、頬に出ます。痛風、リウマチ痛、神経の過労に **Lithium-mur** は適合します。

Lith-m.（リシュームミュア）
Lithium-mur:ケース

45歳・男性
主訴：落ち込み

体が重い。体中が重く支えきれない感じで動かしにくい。一つの姿勢にじっとしていると血が流れないので感覚がなくなり麻痺してしまう。視野が波打つようで歩くときに転ぶのではないかと怖い。左を下にして寝るとボコボコと耳鳴りがする。食べ物の味が分からない。舌に口内炎ができやすい。ときどき、心臓がキューッと痛くなることがある。
働き始めた22歳のころに失恋し、母も死んでしまい、孤独の中でここまで来た。そのときに睡眠薬や抗鬱剤を2年ほど飲んだ。今まで生きて来て自分の人生はあまりいい人生とはとても思えない。つらいことばかりで母親ともしっかり話をしないまま死なれ、本当は子供らしく甘えたかった。体は、いつまた嫌なことが起きるかと構えているので硬く、リラックスできない。すぐクヨクヨ考え、鬱になる傾向があり、外に出て人と会いたくない。

Lithium-mur　12X×2週間

Mang-s.（マンガンソーファー）
Mangan-sulph：硫酸マンガン

〈大特徴〉
神経衰弱　筋肉の震え　循環障害　疲労状態　記憶力減退
神経衰弱　貧血　老化現象　鉄不足

〈特徴〉
鉄分吸収を促進をする役目があります。鉄分は腸で吸収され、血液の酸素を運ぶヘモグロビンを作ります。それが足りなくなる理由として腸の働きの悪さがあります。

Mangan-sulph は大腸や小腸から出る消化酵素液の胆汁分泌液が異常に増え、下痢便にしていき、消化吸収不足となる人に適合します。その便の色は、きつね色の粘液便で卵の腐ったようなにおいがします。

胆嚢の胆汁分泌が少な過ぎても消化に問題が起き、Mangan-sulph は多過ぎる人には減らし、少な過ぎる人には増やす胆汁コントロールの役目をします。胆嚢と密接な関係である肝臓にも適合し、肝臓に活性をもたらします。

虫歯の痛みにも適合します。また、肩、胸、顎、胃腸炎、胆汁障害、肝臓、脾臓の問題にも合います。

精神的には、何事にも不耐でちょっとしたことでもすぐに怒ります。例えば、子供が大きな声を出すと言っては怒り、人とのそりが合わなくなります。

Mang-s.（マンガンソーファー）
Mangan-sulph：ケース

18歳・女性
主訴：生理になるとめまいと食欲不振、下痢を起こす。少しでも体を動かすと顔が赤くほてる。赤ちゃんのころにも下痢便が続いたことがある。青あざができやすい。体中が痛む。歩き方もギクシャクし、転びやすい。

朝　**サポート**（Chi-jo）〈血の浄化サポート〉×1 ビン
夜　Mangan-sulph　　　　　　　12X×2 週間

Nat-bic.（ナトリュームバイカーブ）
Nat-bicarb:炭酸水素ナトリウム

〈大特徴〉
色の濃い血液　どろどろの血液　尿酸が過剰の血液
新陳代謝の悪さ(老廃物排出が不十分)　脂肪過多症　リウマチ
喉の渇き　夜の汗　不感症
肉や脂肪に対する嫌悪　野菜やミルクを受け付けられない

〈特徴〉
Nat-bicarb は、膵臓に含まれ、膵炎などに合います。
細胞を弱アルカリ状態に活性させ、体内の酸性化を防ぎ、老廃物の代謝、排出を進めるものです。胃酸、尿酸、食道の酸による炎症、胃潰瘍や腸潰瘍などに適しています。**Nat-phos** と **Nat-bicarb** と一緒にとると、体内活性酸素を中和し、がんになりにくい体質なってきます。
ゲップが多く、めまい、耳鳴り、吐き気などを催すとき、酸欠で二酸化炭素中毒になるとき、高山病のような症状のとき、体の熱がたまりこもってしまうとき、水分がたまってパンパンにむくんでいるときなどにも **Nat-bicarb** が合います。

Nat-bic.（ナトリュームバイカーブ）
Natrum-bicarb:ケース

40歳・女性
主訴：胸焼けと消化不良

集中力がなく忘れっぽい。消化器が弱いくせに甘いもの・パン・バター・コーヒーが好きで、それらを食べると下痢になり、ガスがたまる。だけど食べたい。コーヒーはボーっとしている頭をすっきりさせるし利尿作用があるので飲みたい。
（Nat-bicarb はコーヒーを飲んだり、つまみ食いを頻繁にしたりすることで消費し不足します。）
水虫があり、ときどき膣炎になる。太陽に当たると疲れ切るので、いつも夏は日傘を持っている。

Nat-bicarb　12X×1 ビン（朝・夜）　その後2週間あけて
Nat-carb　200C×2日間〈根本治療〉

2回目
家族との折り合いが悪かったが、この後初めて父親に自分から電話をかけ子供のころのことを話した。そのときに私はこの父に愛されたかったんだと分かった。

Nat-carb　10M×2日間

Zinc-m.（ジンカムミュア）
Zinc-mur:塩化亜鉛

〈大特徴〉
頭痛と鼻の付け根の圧迫　神経衰弱　不眠症　記憶力減退
憂鬱症　騒音過敏　足の裏の熱さ　皮膚のかゆみ
老化現象　生理痛

〈特徴〉
塩化亜鉛は消毒液や滅菌剤としてよく使用されていました。**Zinc-mur** は代謝を高め、神経を落ち着かせるもので、生理で出血がなかなか出にくく、生理通がひどいときに使えます。食欲がほとんどないのに、胃や腸に悪い刺激物やハーブなどを欲しがります。ほとんどのものを吐き出しますが、ホットミルクだけは嘔吐が止まります。においや味が分かりにくいのも特徴です。ほかに傷口の治りを早めてくれるレメディーで、これをとると傷口が腐ったり、膿んだりせず早くふさがります。やせた青っぽい顔の吐き気と嘔吐が起こる人に向きます。右の手足の引きつり、顔のチックなどがあり、舞踏病のレメディーです。引きつり、ジフテリア、赤痢、貧血とむくみ、食べてもやせる、チフス、傷、シャックリが止まらない、便秘、脳震盪などに適合します。

Zinc-m.（ジンカムミュア）
Zincum-mur:ケース

45歳・女性
主訴：青い葉っぱ類、特にレモンバームだけを食べたい。ほかのものを食べると吐き気がする。口の中がしびれ、味がまったく分からない。生理通がひどく、乳腺炎がある。右足がだるく、力が入らない。目の下がピクピクと動く。貧血のためか風呂に入った後、倒れる。何をやっていたのかよく忘れる。物事を覚えていられない。生理が来るとむくみやお乳のはれは楽になる。

Zinc-mur　12C×1週間

バイタルティッシュソルト＋細胞活性ティッシュソルトのコンビネーションレメディー

- TS-23(Benp)・・・便秘の栄養サポート
  適合問題：便秘
- TS-24(Yobos)・・・予防接種の栄養サポート
  適合問題：予防接種の反応防護
- TS-25(Byog)・・・病後の栄養サポート
  適合問題：病後の回復
- TS-26(Fumi)・・・不眠症の栄養サポート
  適合問題：不眠症、心配
- TS-27(Ones)・・・おねしょの栄養サポート
  適合問題：おねしょ
- TS-28(SyoFus)・・・消化不良の栄養サポート
  適合問題：栄養摂取の問題
- TS-29(Niki)・・・にきびの栄養サポート
  適合問題：にきび、吹出物、アクネ
- TS-30(Kasy)・・・過食の栄養サポート
  適合問題：過食症
- TS-31(Hashi)・・・しょう紅熱・はしか・風疹の栄養サポート
  適合問題：しょう紅熱・はしか・風疹
- TS-32(Mizub)・・・水疱瘡の栄養サポート
  適合問題：水疱瘡
- TS-33(Otaf)・・・おたふくの栄養サポート
  適合問題：耳下腺炎
- TS-34(Infl)・・・インフルエンザの栄養サポート
  適合問題：インフルエンザ
- TS-35(Shink)・・・神経衰弱の栄養サポート
  適合問題：消耗、神経衰弱
- TS-36(Candi)・・・カンジダの栄養サポート
  適合問題：カンジダ、真菌類の問題

そのほかの必須微量元素のマテリア・メディカ

Bor.（ボーラックス）
Borax:ホウ砂
〈精神〉
Boraxの子供は、不安症で怖がり、敏感症なので子育てが難しく、夜も少しの電話、母の咳やくしゃみでビクンと起きてしまいます。そして睡眠中に悲鳴をあげ、理由もなく泣き叫びます。また知らない人、新しい環境にびくつき片時も母親から離れません。高い所から降りることができず、ワーワー泣いて母親を呼びます。大人になってもジェットコースター、エレベーターに乗れません。人も怖くNOと言えませんので、だんだん内向的になっていきます。Boraxの人は、地に足が着いておらず、人格がしっかりと形成されていないために混乱しており、決定したり判断したりすることができません。常に保護者や責任者を欲しがり、依存していく傾向があります。自分自身を知ることができず、自分に自信がありません。このようになる原因として、無視され続ける、虐待、緊張感、両親の不在や保護者を失う、中毒、難産、母乳を飲まない、母子の関係不足などが考えられ、そこから自分を見失っていき多重人格になっていきます。

〈身体〉
結膜炎。逆さまつげ。下を向いたときにめまい。車に乗ると宙に浮いた感じになる。髪の毛が絡みやすい。鼻が右と左交互に詰まる。口内炎（アフタ症）のため母乳が飲めない。カンジダ（カンジダのある母親は、母親がレメディーをとり、母乳を通して赤ちゃんに飲ませて下さい）。糊状のオリモノ。子供の膣炎やオムツかぶれ。排便排尿痛で泣き叫ぶ、しかし出ると機嫌がよくなる。日中は、ほとんど排尿はないが、夜になると頻繁におしっこが出る。顔や口に水疱ができやすい。母乳がまずく赤ちゃんが飲んでくれない。飲むと下痢をしたり、疝痛や口内炎を起こしたりする。そのため、唾液が増える。骨粗鬆症、爪がはがれ落ちる。ヘルペス。

〈場所〉　口　神経　粘膜　皮膚　腎臓　膀胱
〈悪化〉　下降する動き　突然の音　寒い　ぬれる　果物で下痢
　　　　塩辛いもの、酸っぱいもの　不安　心配　ケアがない
〈好転〉　午後1時　圧迫　庇護される

Bor.（ボーラックス）
Borax:ケース

35歳の母と2歳の子供
主訴：子供を育てられない母親と、常に食べてばかりいる子供

母親は自分の母親からひどい虐待を受けており、早く家を出たかった。運よく今の優しい夫と出会い早いうちに結婚したが、赤ちゃんができてからものすごく落ち込み、育てる勇気がない。どうやってかわいがったらよいか分からない。自分の気分のよいときは猫のようにかわいがり、腹を立てているときは突き放し、触ろうとしない。唯一、食べ物をあげておくとおとなしくなるので、常にせんべいやおにぎりをあげっ放し。しかし、しょっぱい食べ物は口の中を刺激するらしく、口に手を入れて泣いては食べ、泣いては食べする。食べ物がなくなるとすぐ泣き、腹は常にポコンと出ている。この子は、顔が真っ赤になるほどのアトピーが出ている。母親は見られることが嫌い。逆さまつげ。髪がゴワゴワしてすかせない。最初の1年間、母乳をあげたが、吸い付かれることに対し嫌悪があった。自分はいずれこの子を殺してしまうのではないかと恐ろしく思う。自分は二重人格だと思う。

母親
① Borax　　〈サポート〉　　12X×2週間
② Borax　　〈根本治療〉　200C×2日間　その後2週間あけて
③ Anacardium 〈二重人格〉200C×2日間

子供
② Antim-crud 〈愛情不足で食べてばかりいる〉200C×2日間
　　その後2週間あけて
② Borax　　〈根本治療〉200C×2日間

Chrom.（クロミューム）
Chromium:クロム

〈精神〉
恥ずかしめに合うことを嫌う。能力がないと言われたくない。挑戦する。もがく。一歩一歩慎重に進む。小さいミスを気に病み自分を責める。体面を繕う。人がいない所で自分一人のときに仕事に能力を発揮する。自分の実力を証明したい、しかし恥かしがり屋なので本当の自分を出さない。根気があり、粘着性があるともいえる。忍耐強い。

〈身体〉
炎症止め　体から臭い汗や分泌物が出る　痔出血　ジフテリア
喉の痛み　ヘルペス　首、肩、膝の大きい関節のリウマチ
糖尿病と痛風　結核　症状が急性に生じ急に治る

〈悪化〉　午前5時　小麦　砂糖
〈好転〉　認められたとき　やり遂げたとき
　　　　人が見ていないとき

Chrom.（クロミューム）
Chromium:ケース

21歳・男性（卒論執筆中）
大学でとても優秀と言われており、先生や親からの期待にまっしぐらに応えている学生。身だしなみもスッキリ、キッチリして好青年に見える。関節の痛みは、下を向いて勉強をしているため、特に首が痛い。痔出血があり、机に向う時間が長くなると鬱血がひどくなる。汗や鼻汁が臭い。勉強は夜中から朝方が一番集中してできる。人がいるとなかなか勉強が進まない。甘い物が好き。

朝　Cobaltum　12C×1週間
夜　Chromium　12C×1週間

Chromium は試験前や仕事の企画作りなど頭を酷使しなければならないときに糖代謝を高め、エネルギーを作ってくれるので最適です。
Cobaltum は免疫を高め血液をきれいにしていくため、血の流れが体の隅々までいくようになり、脳が活性化されるのです。

Cob.（コバルチューム）
Cobaltum：コバルト

〈精神〉
やってもやっても末々を心配し焦る心。
できるのにできないのではないかと先々不安になる。
失敗しないために準備を着々とする。
自分のことを話したくない、見つめられたくない（それは自分にはまだ足りないものがあることを自分が確信しているから）。
完璧にやりたいので少しのミスもしたくない。
自分が小さ過ぎると思っている。
罪悪感があり警察がくるとおどおどする（犯罪者であると思う心）。
進みたいのに進めない、時間通りいかない、人が邪魔をする、試みが成功しない、といった夢を見ます。

※現代人のストレスには Nux-vomica がよいのですが、深いところからのストレスに適合するのは Cobaltum、Zincum、Osmium、Rhodi-um、Iridium などの元素のレメディーがよいでしょう。

〈身体〉
血液凝固作用不足　悪性貧血　インポテンツ　勃起せずに射精する　外気で涙目　酸っぱいものを嫌悪　寒くて湿気の多いところで悪化　朝5時に悪化　抵抗力が落ちる　腰の痛み　膝が弱い　唇のひび割れ　口蓋裂　舌がはれる
肺、舌、喉、食道などのがん　成長障害脊椎披裂

〈悪化〉　朝　車に乗る　電車に乗る
〈好転〉　昼過ぎから夕方　ゲップ

Cob.（コバルチューム）
Cobaltum:ケース

17歳・受験生
主訴：パニック症

毎日5時間以上も勉強しているのに、自分は怠惰で駄目なやつだと責める。前回の模擬テストでもあがってしまい、今まで勉強したことをひとつも思い出せず、頭が真っ白になってしまった。この件以来少しずつ、今回の受験を諦めつつある。頭を酷使し過ぎる。そうするとより眠れなくなる。どんなに遅く寝ても朝5時には目が覚める。眠ってもすっきりしない。蚊に刺されるといつまでも化膿し痕が残る。鼻血が止まりにくい。緊張すると頻繁に貧乏ゆすりをしたり、どもったりする。

Cobaltum 12C×1週間（朝・夜）

飲み始めて2～3日してから、突然もう寝ると言って10時には床に就いた。その日は朝までぐっすり寝ていたので起こさなかった。いつもならなぜ起こさないとパニックになるのに、そのまま着替えて学校へ行く。夜型だった勉強も、学校から帰ってきてすぐに取り組むようになり、11時ごろには寝て、朝5時に起きてまた勉強している様子。前よりパニックを起こさずマイペースでできるようになった。受験のこともあまり気にならない様子。おずおずするところも減った。

次のレメディーは、**Zincum**（亜鉛）です。これは頭を酷使し、すっきりしない人に合います。

Germ.（ジャーマニューム）
Germanium:ゲルマニウム

〈精神〉
国家公務員や役人のようなタイプで、日々仕事をしていますが、それ以上の責任を何も持とうとしない人です。秩序の維持、毎日の日常を繰り返すことに力を注ぎ、ロボットのように日々を暮らしています。空虚な抜け殻で無力感を感じていても、すべてはうまくいって正常であると装います。責任を負わされることを避けようとし、ほか人に責任を押し付ける人です。自分が繕っている仮面をはがされることがたいへん怖く思っています。失敗しないためには現状を維持することが最善であると考え、形式（慣例）通りに物事を行おうとします。几帳面で同じことを毎日繰り返すことが好き、ロマンがない、希望がない、夢がない、表面的で抜け殻のような人に適合します。
無駄な努力をする夢、バスに乗りそびれる夢、荷物を忘れる夢、警察に追いかけられる夢などを見ます。

〈身体〉
麻痺感があり、足が震えたり、失語症、失読症になったりしますが、それは、小脳と精神に問題が生じるからでしょう。
がん、マラリア、咽喉のヒリヒリ感と多量の粘液、結核、気管支炎、肝臓・腎臓損傷、高血圧、貧血、糖尿病、関節炎、小結節がある皮膚疾患などに適合します。

〈悪化〉　寒い　霧　午前5時

Germ.（ジャーマニューム）
Germanium:ケース

38歳・男性
主訴：膝の関節が痛い。半月板がすり減っている。若いころ、蓄膿の手術をした。鼻が詰まりやすい。

町役場に勤めている。表情がほとんど顔に出ない。私が冗談を言っても笑わない。Arg-met、Stannum、Rhus-tox、Kali-bich、Ledium などのレメディーを出したが、いまいち反応が鈍い。

由井：将来の夢は何？
男性：家を買ったので、ローンを払い続けるために、とりあえず公務員としてこのまま働き続けて行くだけです。夢は定年になってから考えます。

モットーは、争いを起こさず目立たないこと。テレビでスポーツ観戦したり、パソコンをいじったり、本を読んだりすることが好き。子供や奥さんは煩わしい。奥さんも子供を預けて同じ職場で働いている。長い間同じ職場で働いていて、ある日この人でいいかなと思い結婚した。恋愛感情はあまりない。

Germanium　12X×1週間（朝と夜）

奥様：少し家庭のほうにも目を向けるようになりました。職場で同僚とけんかしていました。少しこの古くさい役場の体制を変えるべきではないかと思います。

Moly.（モリブデニューム）
Molybdenium：モリブデン

〈精神〉
すべてパーフェクトにしたい。落下する夢を見る。高い所が怖い。ひとりで挑戦する（チャレンジ精神）。自分の考えを証明する。行動に移すが、失敗するのではと恐れる。失敗することに対して侮辱感を強く抱いて、いつまでもその考えから離れられない。

〈身体〉
多発性硬化症。首を回すときしむ。筋肉の緊張。こわばり。
腕の痛み。手の震え。
頭痛で目の奥からや首筋から痛む、そのために目が霞んだり、複視になったりする。
文字が小さく見えたり、文字が揺れたりする。
頭痛のため吐いてしまう。
突然耳が聞こえなくなる。
耳の中がシューシュー音をたてる。
皮膚が乾燥してポロポロむける。
皮膚は発疹など異常がないのにかゆい。白斑。
生殖器の問題。インポテンツ。前立腺の問題。卵巣腫瘍。頻尿。精巣炎。
全体的に疲れやすく、太り気味で甲状腺機能低下症の感じの人によく合います。副腎に適合するレメディーで、エネルギー源となるものです。

〈悪化〉　湿気　寒さ　脂肪の多いもの
〈好転〉　外気　冷たい水　あくび

Moly.（モリブデニューム）
Molybdenium：ケース

33歳・女性（看護婦）
主訴：飛蚊症と難聴気味

新しい職場に入ってからこのようになった。太り気味で疲れている。眠い。疲れると偏頭痛が起こる。いろいろな仕事を黙々とこなすタイプ。しかし職場では過小評価されていると思う。胃が弱い。酸っぱいもので悪化する。疲れるとふらふらし、頭がボーッとして考えられない。まるでエネルギーが涸渇したみたい。喉もしわがれやすく、痰がいっぱい出る。

Molybudenium　12C×1週間（朝と夜）

エネルギーが出てきて、仕事をたくさんこなせるようになり、職場で男並みに働くようになった。若いころよくこのように働いていたことを思い出した。

女性：少しセーブしなければまた燃え尽きてしまう。私ってそんな性格ですね。きっちりしなければいけないと自分を責めるんですよ。

由井：そこら辺がMolybudeniumらしいですね。完璧にやることはできませんから、少しくらい手を抜いてゆったりのんびりやって下さい。

Nicc.（ニコラム）
Niccolum:ニッケル

〈精神〉
自分が頂点に立っていると思い、すべての人を支配下におきたい。けんかをしたり不調和を起こしてはならないと思っていて、自分自身をコントロールします。人に嫉妬してはならない、人前で暗くなってはいけない、不快さをあらわしてはいけない、セックスに興味をもたない、などと割に堅苦しい人です。それは、自分は人より高潔だと思っているからです。感情をうまく抑圧することができる人が Niccolum です。バランスの取れた大人を演じていますが、その心の中は怒り、矛盾、恐怖がうごめいています。人と表面的な接し方しかできません。深い会話が成り立ちません。試験の夢を見て、解答ができず苦しみます。実際、試験の日にはパニックを起こしやすいです。

〈身体〉
周期的な頭痛。空咳が立て続けに出る。
咳をするときは前かがみになると好転する。
夜に悪化する。喉の痛みとかれ（喉の痛みは耳に達する）。
がん。麻痺。めまい。しゃっくりが多い。歯茎の炎症。
貧血。肝臓、膵臓の問題。糖尿病。下痢。
流産しやすい。胃の不調が続き少しの食べ物で満足する。

〈悪化〉　動く　しゃべったりあくびをしたりすると喉が痛む
　　　　　夜中12時過ぎ　圧迫　周期的に悪化する
〈好転〉　外気　夕方　冷たいもの　食後

Nicc.（ニコラム）
Niccolum:ケース

45歳・男性（会社社長〈二代目〉）
主訴：根本からポロポロ欠けていくもろい歯。歯の詰め物が多くロボットのような歯（銀歯）になっている。体全体の皮膚がかゆい。特に首と頭。肘や手首、指が痛む。食が細い。咳が出やすく、ネバネバの痰が続く。口臭が強い。

上がり症で人前に出てしゃべるのは苦手だが、仕事上人前に出てしゃべることが多いので、これに関しては慣れた。人とはうまく接しているが、表面的なところで終わらせている。深くほじくって問題を打ち明けられるとやっかいだから。感情はあまり外に出さないほう。母が人間関係が下手で、いつも人ともめていたので、自分は人と騒動を起こしたくない。
その辺をたいへん気遣う。子供も欲しくないし、特定の奥さんも欲しくない。家族を持ちたいとは思わない。今も独身。心の深い話をされるのがいや。自分がよく分からない。なるべく穏便に、事なかれ主義で生きたい。

Niccolum は平和でいたいという思いと、このままの自分で OK、変化させる必要はないという思いを持っています。常に自分は平静であり、人はどうしてけんかばかりしてしまうのだろうと思う人に合います。**Niccolum** は今世の人間としての成長を否定しています。**Niccolum** より自分や人の感情が分からないのが **Plumbom**（鉛）です。

Niccolum　12X×1 週間（朝・夜）

Osm.（オスミューム）
Osmium:オスミウム

何事も忍耐強くやり抜かねばならない人に向くレメディーです。ストレスやプレッシャーはピークに達しているが、Osmium の人はそれを必ず辛抱と忍耐で乗り越えていきます。組織作りと根本基本作りには Osmium の管理者がいなければなりません。困った人々、弱い者を助けようと努力します。重い責任の下でも、その重圧的な仕事を好んで行います。行動力があるため、一見独裁的に見え、反対者やなまけていたい人たちから嫌われます。

〈精神〉
短気　落ち着けない　知的　頑固　救済したい

〈身体〉
神経過敏　落ち着けない
不眠、すっきりしない睡眠、短時間しか眠れない
目覚めると手足がしびれている
筋肉の収縮と硬さ
パーキンソン病　多発性硬化症　癌
目の問題　緑内症　眼圧　視界障害
心臓や血管の問題　高血圧　血栓　脳出血　貧血
胃はゴロゴロガスが溜まる　オナラはたいへん臭い
不正出血　出産、妊娠、月経で悪化する

〈悪化〉　湿気　発汗　眠さ　曇り空　圧迫　夜 6〜9 時　休息
　　　　子育て　家事
〈好転〉　外気　働く　食べる　圧力　歩く

Osm.（オスミューム）
Osmium：ケース

45歳・女性（児童相談所所長）
右目の眼圧が高く、目の奥が痛む。血圧が高い。体がギクシャクして硬い。不眠。次の日の仕事のことをあれこれ考えて眠れない。右の脛の関節の痛みがあり、はれている。そのため正座ができない。胃腸が弱く、ガス腹になりやすい。胃酸が出る。咳が出始めると止まらない。やることがいっぱいあり過ぎて、娯楽をしている暇もない。高校生と大学生の子供を残して夫が死んだ。自分が働かなければ学費も食費も出ないから、毎日朝早く起き、洗濯をし、朝食と高校生の子供のための弁当を作り、8時に家を出て夕方6時頃に帰って夕食を作る。夫がいないので今の職を辞めるに辞められなかったため、一所懸命働いた。持ち前の責任感の強さと、眠らずに仕事ができるために、とうとう所長にまでなった。
この職に就き10年近いが、いよいよ体が思うようにならなくなった。本当は家事は好きではないし、子育ても好きでなかった。でも、自分の子供である以上責任を持って育て上げなければと思っている。

Osmium　12X×1週間（朝と夜）

とり始めて1週間ほどしてから、体からスーと深い眠りに入れるようになった。イライラと忙しく働いていたけれど、効率よく仕事や家事ができるようになった。子供にやさしくなった。以前は子供が自分の言うとおりにやらないと怒り、怒鳴っていた。大学生の息子が家に寄り付くようになった。血圧が下がったためか、目覚めの悪さもなくなった。

※**Osmium**は日々のストレス下で精神を過度に酷使している人たちによく、いつも忙しくしていて、まるで意志が身体を引きずっているような歩き方をする人に向きます。

Rubid-m.（ルビジュームミュア）
Rubidium-mur:塩化ルビジウム

<精神>
衝動的であり熟考できません。目的に向かってまっしぐらで、ほかの人の評価は気にしません。アイデアが沸々と湧いてきて、それを衝動的に行うため、失敗することも多く、失敗するとその原因を省みることもなく否定的になり、鬱に向かい自分は役立たずだと投げやりになってしまいます。創造的であれば結構生き生きとしていますが、このように落ち込むと自己否定をし他人を避けるようになります。しかしたいていの Rubidium の人は、クリエイティブで心が温かく、開けっぴろげで、他人と気軽に交流することができ、人から好かれ友人が多いのです。ジャン・ショートンは、「Rubidium は 17 歳でウィンブルドンで優勝したボリス・ベッカーのようだ。新人の彼は、自分の周りにいる一流選手たちにまったく恐れなしでいく。そして、勝ち負けも考えず、ただよいプレーをすることだけであった。」ときとして傲慢であるように見えますが、自分のやりたいことをやるのみなのです。躁と鬱が交互に来て、泣いたり笑ったり激しい感情があります。いっぱい色のついた風船やゴムボールが空間に浮いているという妄想があります。

<身体>
視覚障害や目の炎症を起こしやすい。どもり。声が出ない。声が嗄れる。肝臓の問題。肺の問題。首の問題。関節のこわばり。腕の痛み。筋肉が弱い。不眠。よく寝返りを打つ。ジャン曰く「Rubidium は脳腫瘍の中に蓄積しやすく、それはスキャンで容易に観察される。Rubidium が酸化する過程で即座に酸素を吸収できることから、体内の酸素吸収を高めるのではと思われる。

<悪化>　AM5 時　9 月　生理前　しつけ　月桂樹のにおい
　　　　曇った陰鬱な気候
<好転>　戸外

Rubid-m.（ルビジュームミュア）
Rubidium-mur:ケース

女性
自分が特別なものになりたい。誰も持っていないようなものを手に入れたいと望んでいるとやがてそれが来た。これは、面白くて家庭のこともおっぽり出して没頭している。夫や子供から文句が出ても、今この生活を変えたくない。このままでは離婚されてしまう。しかし前の自分（体から魂が抜けてスカスカの感じ）にはもう戻りたくない。

由井：両方をうまく両立させ、中庸の心を持っていけるように。
　　　そうすれば二者択一の選択をする必要もないのでは？
　　　そのようなレメディーも出しましょう。

Rubidium-mur　9C×10日間

Sel.（セレニューム）
Selenium:セレニウム

〈精神〉
非常な悲しみ。絶望感が付きまとう。何の楽しみもない。
忘れっぽい。集中力がなく考えることができない。外交的ではない。音や話し声に敏感。エロチックな考えが浮かび上がることが多いがインポテンツでセックスができない。

〈身体〉
髪の毛が抜けやすい。髪は油っぽくベトベトしている。
疲労困憊している。気力がない。
頻尿とたれ落ちる尿。前立腺炎。
インポテンツ。精子が水っぽく薄い。
にきびやできものが化膿しやすい。
酒を飲むとすぐ酔う。
水銀の解毒。
横になると心臓がドキドキする。
腹に腹脹がある（手を当てるとボンボンと跳ね上がる）。
不眠。エロチックな夢に悩ませられる。
慢性喉頭炎で声を使うとすぐに声がれになる。
病み上がりの疲労困憊に特に使用。
太陽で悪化し、暑い気候で夏バテをする。
肝臓や血管に問題がある人。
お茶や酒で悪化する。

〈悪化〉　不眠　寝起き　射精　頭や体の酷使　すき間風　太陽　暑い気候
〈好転〉　日没後の冷たい風　冷たい水

Sel.（セレニューム）
Selenium：ケース

38歳・男性（一部上場のサラリーマン）
主訴：慢性疲労症候群

常にだるく、なくなく会社に行っている状態。会社の誰にも分かってもらず、怠けていると言われる。人と会いたくない。社交的になれない。一分も早く家に帰って横になりたい。寝汗をたくさんかく。悪夢や重労働の夢を見る。寝不足だとより疲れるので10時間も眠る。こうなる前はバリバリと働き、付き合いも多く、酒、タバコ、コーヒーをいっぱいとっていた。スポーツも好きでヨットなどを楽しんでいた。今は太陽に当たるとめまいと疲労感が激しくなるので帽子をかぶりサングラスをかけている。お月さんに魅せられる。自殺のことで悩んだりすることがある。人生がとてもつまらなく無意味、と男泣きする。落ち込んでいて、年より老けて見え、髪が薄い。

由井：いつごろからこのようになったのですか？
男性：2年ほど前から体がどんどん疲れ切って、やる気が全然なくなりました。
由井：そのころに何かありましたか？
男性：私ともう一人の同僚が、ある職を目指して競争しており、私のほうがその職に就いたのですが、そのころからです。
由井：とっても頑張ったんですね。
男性：ええ。上司に気に入ってもらうため、夜遅くまでその上司と会社で一緒でした。でも本当は人間的に好きではありませんでした。夜も遅くなって、今の妻との生活もうまくいかなくなりました。
由井：あなたは、アルファルファ、豆苗、山芋のすったもの、コーン油などのビタミンEがたくさん入っている食べ物をよく咀嚼して食べて下さい。ビタミンEは体力や活力の元です。そして Selenium は、体内にたまった水銀にも合います。Kali-phos は、疲労、過労により神経が立つことへのサポートです。

Stann.（スタナン）
Stannum：スズ

〈精神〉
落ち込んでいく。落胆している。人に会いたくない。
人が自分のことについて何を言っているのか気に病む。
不安症。過去の嫌なことが思い出され、その思いから離れられない。
公に出たくない。ないがしろにされ侮辱的に扱われている。
人から賞賛を得られない、見捨てられていると思っている。
だからそういう人々に同情してしまう。そして、差別されていることに敏感になり、そのことで議論をしたがる。
過去の栄光にしがみついている。いわゆる窓際族です。
問題の核心をそらしたり、美談にしたりするのが得意。
人のふんどしで相撲を取るのが得意。だが責任はとりたくない。
すぐ腹を立てる。復讐心がある。皮肉屋でいやみ、意地悪。
恐れは、人間、貧乏、人にさげすまれること、高い所、未来。

〈身体〉
足首や手のはれと、麻痺がある。正座すると足がすぐしびれる。
病気はすべて少しずつ悪化していく。青白い顔。関節炎で神経痛がある。肺の疾患（喘息、気管支炎、肺がん、肺線維症）で力がなく喋れないほどになる。生理が早くきて量が多い。生理痛でしゃがみこみたい。
子宮の下垂。胃下垂。メニエール症。白斑が顔にできる。

〈悪化〉　声を使うとき　冷たさ　午前10時　右を下に寝る
　　　　階段を上がったり下がったりするとき
〈好転〉　外気　圧迫　咳で痰が出るとき

Stann.（スタナン）
Stannum:ケース

63歳・男性（大工）
風邪をひくと咳がひどくなり止まらない。そのため食事もできず、どんどん細くなる。痰が粘っこく金属味がして気持ち悪い。手首・足首、首などの関節が痛む。特に咳があるときは関節も痛く歩けない。少しずつ動きにくくなっている。大工の棟梁だったが、今は息子に任せている。つい「今の若い者は駄目だ」と思ってしまう。しかし息子も自分に口を挟まれるのが嫌らしく、すぐにけんかになってしまう。老人クラブに入っていたが、その中で一番若くて活動できるので、役員になった。いろいろな老人の話を聞くたびに、老人はないがしろにされていると思い、腹が立つ。子供のころに戦争を体験しているせいか、リラックスができない。体が硬い。一本気で心も硬い。

Stannum　12X×1週間（朝と夜）

長い間の咳の発作が止まり、びっくりした。膝や首の関節が痛くて歩けないときもあったのに、痛みが減って朝がつらくない。息子のことでイライラさせられることが多かったが、今は息子が頑張ってくれているのだから全面的に任せてみようと心がけている。けんかが減った。老人クラブの役員は続けている。前より過激に反応しなくなった。

※子供のケースで、野球部のキャプテンをやっていたがキャプテンを辞めたとたん風邪を引きやすくなり、心も気難しくなった子供に Stannum がよく合いました。それは、過去の栄光が忘れられず、自分の価値が少しずつ消えてしまうのではと思う心に、Stannum がぴったり合ったからでしょう。

Stront-c.（ストロンチュームカーブ）
Strontium-carb:炭酸ストロンチウム

〈精神〉
集中力がない。怒りっぽい。落ち込み。批判されることに対する不安。意思表明をしなくなり、言われることに従う(ｼﾝﾃﾞﾚﾗ症候群)。
自分には才能がないと思っている。美しいもの、芸術に敏感。沈黙する。恥ずかしがり屋でなかなか物事を解決しようとしない。

〈身体〉
手術後の血流の悪さと、撃ち抜かれるような激しい痛みに。
血液を失うことからの疾患（出血）。
足首の骨折。骨がん。骨髄の病気。
便秘による腹部のはれ。肛門に激痛。
体が硬い。リウマチ。体が冷たい。
まぶしがる。てんかん。

〈悪化〉　動作　事故後　手術後　閉経　冷たさ　出血　油　午前2〜3時
〈好転〉　温かい風呂　光　明るい天気　いっぱい服を着る

Stront-c.（ストロンチュームカーブ）
Strontium-carb:ケース

70歳・女性（娘さんに連れてこられる）
主訴：骨のもろさ

転ぶとすぐに骨が折れる。硬いガングリオンができやすい。右顎の骨が盛り上がり、コブ取りじいさんのようになっている。外反母趾もできている。
あまりものを言わない。娘さんの言うことに対してうなずいているだけ。自分の話題が出るのを嫌がって遠慮する。足の膝と足首が弱くよく捻挫をしうずくので、レントゲンをたくさん撮った。どんどん骨粗鬆症になっている。骨は弱いのに不要な骨やガングリオンを作りやすい。このころは娘に頼り切りで、どんどん老人化している状態。

朝　Strontium-carb　12X×2週間
夜　TS-21（骨サポート）×1ビン

この方の症状は Rhus-tox（蔦漆）の症状によく似ています。
植物の蔦漆の中には、ストロンチウムがいっぱい入っています。

Vana.（バナジューム）
Vanadium：バナジウム

<精神>
神経衰弱。臭いものにふたをしめようとしない。
心の葛藤（食べたいのに食べられない、過食をやめたいのにとまらない）
やらなければならないのにできず、後回しにする。自分で解決できない。
自分を疑い、できないかもしれないとウジウジする。
依存症、中毒症になりやすい（酒・コーヒー・麻薬）。
なぜこのようなことになるかというと、Vanadium の人はやる以上完璧にやりたいため、完璧を目指せば必ず失敗するということが分かっていません。できただけで OK。このままで OK と自分を許すことができません。
時間に遅れたり、電車に乗り遅れたり失敗するのではないかと、いつもビクビクしています。

<身体>
酸素が体内に入りにくい。血中ヘモグロビン値が低い（貧血）。
食細胞（マクロファージなどの悪い菌を食べる細胞）の活性が低い。
慢性リウマチ。白内障。蛋白尿。糖尿病。血糖値の異常。
消化吸収を高める。肝臓の活性化と心臓の活性化。
アジソン病（副腎質ホルモン異常で疲れやすい）。

やせ太りと言われる、やせているのに脂肪値が高い人のレメディーです。このような人は、くれぐれもマーガリンやサッカリンの入ったものをとらないことです。カロリーを抜いたものが、より脂肪を不自然な形で作っていくからです。
Vanadium は心臓と肝臓に適合しますが、これらの臓器は意志と関係して、Vanadium の方も意志が弱いと言えます。

<悪化>　冷たさ　人からの助けがない　午前7時　生理前

Vana.（バナジューム）
Vanadium:ケース

16歳・女性
主訴：過食、疲れる、緊張する、感情がコロコロ変わる

一時は天国にも昇る気持ちになり、何か少しでも嫌なことがあったり、失敗したと思うと立ちあがれないように落ち込む。意志が弱く、すぐなえる。
根気がない。すぐに傷つく（特に恋愛、友情関係、兄弟関係）。そのため、学校に問題があるとすぐに休む。登校拒否になるのではと心配している。

Vanadium　12C×10日間

過食には心の問題と低血糖の問題があります。Vanadiumはこのような人に合います。
この子の母親は健康おたくで、この子を妊娠中に自分の好きな食べ物より、体によい食べ物を食べたそうです。このようなことをすると胎児に影響を与え、末は偏食になっていくという傾向があります。
要は何が食べたいのかを体や心に聞き、心や体が健康であれば、その選択したものが自分にとって栄養的に必要なものであることが多いのです。「おいしい」と思って食べることで消化吸収が進むのです。
Vanadiumがとてもよく合っていたようで、1ビンとった後、学校も休まず行くようになったそうです。

生体・環境元素のマテリア・メディカ

Alum.（アルミナ）
Alumina：酸化アルミニウム

〈精神〉
自分が誰なのかわからない。
愛する人(母、子供、夫、妻など)との関係がうまくいかない。
家庭内で自分の居場所がない。
選択ができない。
ナイフや血が怖い。それらを見ると、ときどき自分が何をしでかすか分からなくなるので自分の行動が怖い。自殺したくなる。
警察に追われている、犯罪を犯しているという妄想。
集中力がない。時間の進みが遅く感じられる。
前につんのめるのではないかと恐れる。
急き立てられたり、慌ただしいとすべてがうまくいかない。
虐待されたり、嫌な仕事をしなければならない犠牲者。

〈身体〉
体全体が干からびている。皮膚も髪も目もパサパサしている。
皮膚のかゆみは血が出るまでかきむしる。
便が出ない、たとえ軟らかくでも出ない。汗も唾液も出にくい。
味が分からない。
肉とビールが嫌い。
ポテトが好き、しかし食べると消化不良を起こす。
腹の疝痛(左側)。
足がしびれやすい。
爪が軟らかい。
鼻くそがたまりやすい。
背骨や体が硬い。

〈悪化〉　周期的に悪化　ポテト　でんぷん質　塩
　　　　　ジャンクフード　暖かい部屋や布団で悪化
〈好転〉　夕方　外気　常温で少し湿気がある　水で洗う

Alum.（アルミナ）
Alumina：ケース

13歳・男子
主訴：アトピーとかゆみ　傷口が切れて血がにじむ　乾燥肌
母子の関係がうまくいかない
怒られてもへらへら笑ってしまう。自分は何をしたいか、意志表示できない。すぐに決められない。頭はいいのだけれど、ボーッと一日中夢想してしまう傾向があり、ひとつも問題が解けていないときもある。ガミガミ怒るお母さんに対して腹を立てているのかと聞くと、立てていないという。ときどきはなでてくれる。出血を見ると仰天しパニックになるのに、けがをしやすい。3日に1回便が出るが、出るときは下痢。だらだらしていてだらしない。コンピューターとばかり遊ぶ。母と会話しない。母はこの子を抱っこしてあげたことがない。妹に比べてかわいくない。この子が3歳のときに夫と離婚、この子は父親にすごくなついていた。

Alumina 12X×1 週間（朝・夜）

皮膚と便通がよくなった。集中力が出た。少しずつ感情が出てきて、怒ったり泣いたりするようになった。母親のことを嫌いだと初めて言った。
子供：妹はお母さんをひとり占め。お父さんはもうここにはいない。僕は誰に自分のことを言ったらいいのか分からない。
由井：きみも辛いときはお母さんに話したらいいんだよ。
子供：お母さんいつも働いて忙しいから、自分が言ったら困らせてしまうから。
由井：優しいね。でも、困ったときや辛いときはお互いさまって言葉があるのよ。お母さんにどんどん言って、反抗してね。今反抗したら、大人になってから親に反抗するよりはるかに自然なんだから。君はナイフが怖い？
子供：うん。怖いけど使いたい。
次のレメディーは、**Alumina-sulph** です。

Arg-m.（アージメット）
Arg-met：銀

〈精神〉
常に健康に関して不安で、神経質に反応します。しかし彼らはそのことをひたすら人に見せないように努力します。プライドが高く、認められたい、賞賛されたいと思っており、注目を浴びるのが好きな方です。
芸術的、美的なことが好きで、宝物を集めて保守し続けたいと思っています。高い所、狭い所、たくさん人のいる所が怖く、パニックになりそうになりますが、**Arg-nit**（硝酸銀）のように表に出すことをしません。
一見優しそうに見えますが、家に戻ると **Arg-met** の傲慢で冷淡な顔があらわれてきます。プライドが高く、侮辱されることでいつまでも気に病みます。

〈身体〉
銀の中毒症状として、神経が侵され麻痺したり、軟骨の破壊や腫脹、咽頭の粘膜の炎症などが知られていますが、それらにArg-met はよく適合します。
神経全般の麻痺、軟骨の炎症によるリウマチがあります。場所は足首、足の指、手の指などに出て、神経痛のようにうずきます。
集中力、記憶力の弱いパーキンソン病になりやすくなります。
頭の中に電流が走るような症状があり、てんかんとなることもあります。
常に忙しくしているためか、疲労困憊しています。
声を出すとすぐに咽喉がかれ、字を書くとすぐに腱鞘炎になってしまいます。症状はゆっくり始まり、徐々に増強し突然消えます。
喉頭のヒリヒリ感と咽喉がれがあり、大声を出さなくとも声質が変わります。

〈悪化〉　声を出す　精神的緊張　冷たい湿気
〈好転〉　動作　コーヒー　衣服を着る

Arg-m.（アージメット）
Arg-met:ケース

30歳・男性
主訴：右精巣の腫れ　足全体の感覚不足と震え　痰が切れない
不眠

体が硬い。おとなしく、控えめ。しかし確実に働き、会社に貢献している。自分の地位に対して無関心を装うが、結構自分の能力を示したいと思っている。人が思うより、自分はもっと創造的だが、ほかの仕事が忙しく能力を発揮できないと思っている。歯が弱く、詰め物が多い。朝起きた後に必ず痰を吐き出さなければならない。灰色の痰。足がどんどん細くなっている。「若いころにマスターベーションをやり過ぎたから睾丸がはれたのだろうか？」。このまま今まで通り働かないと会社は成り立たないが、症状がひどくなっており辞めようかとも思う。しかし今の会社を考えると辞めるわけにもいかない。
両親ともに歯が悪く銀歯がたくさん入れてある。生まれつき軟骨に問題がある。

朝　Arg-met　〈サポート〉　12X×2週間
夜①Arg-met　〈根本治療〉　200C×2日間
　　　2週間あけて
　②Calc-fluor　〈根本治療〉　1M×2日間
　（軟骨の問題、体の硬化）

Aur.（オーラム）
Aurum:金

〈精神〉
目的達成のために夜昼なく働き続ける社長、または東大合格に向かって勉強し続ける名門高校生のようです。理想や目的を高く掲げ、それに向かってまっしぐらに行くために禁欲的生活をして行きます。とてもストイックで、神を敬います。しかし目的が達成できないと分かると黙って突然ビルから飛び降りたり、電車に飛び込んで死んだりします。中途半端なやり方はしませんから、自殺も必ずやり遂げるわけです。
まるで神が自分に罰を課したように感じ、心の底から落ち込み、もう黄金色に輝く人生はどこを探しても見つかりません。
強い責任感、強い自尊心、一番であろうとする、今ある地位を守り抜く、笑ったり楽しんだりすることができない、孤独、深いところで自分を失敗者だと思っていて、良心の呵責や自己卑下している人に適合します。
曇り空や雨で憂鬱になります。完璧症。

〈身体〉
骨の激痛(特に夜)があり、痛みのために自殺したくなります。
心臓に無理をかけ続けます。外気が好きで部屋のムッとした空気が嫌い。
突然の激しい恐怖、怒り、自己否定、いら立ちがあり、それをコントロールできません。しかしほかの人に知られたくありません。
右側の停留睾丸。顔の艶や血色がよく、血液がたくさん詰まっているかのように感じます。目の充血や、視野がぼやける、狭まるなど多くの目の疾患がありますが、これは頭の鬱血や責任からの不眠によるものです。

〈悪化〉 感情　意気消沈　財産の損失　神経の使い過ぎ　寒冷　夜
〈好転〉 涼しい空気　外気　冷水浴　温まる　歩行　休息

Aur.（オーラム）
Aurum：ケース

48歳・女性（社長・ある団体の会長）
心の深いところに常にある否定感、この世に産まれ出たことへの罪悪感や絶望感があり、仕事や団体の活動がうまくいっていても、よくやったと思うことができない。深い落ち込みと、鬱。しかし、決して人前に出さない。友人も作らず孤独感がある。産まれたときに母しかおらず、この母にもほとんどかわいがられていない。眠りが浅い。股関節や膝に刺すような痛みがある。特に右側が悪い。それは夜一人になるとよりひどくなる。このまま仕事がうまくいくだろうか？　団体の活動が潰されずにうまくいくだろうか？　これを維持していく責任に押し潰されそうになる。
シリアス。楽しみは一人で旅行に行ったり温泉に行ったりすること。この人は、若いころにある程度の地位に就き、お金もあったので25年前に入れた8本の金歯がそのまま残っている。歯はとても弱かった。声は太く男性のよう。しっかりした顔立ち。酒は好きだったが、肝臓が悪くなったために止めた。少し太り気味。

① 　Aurum〈サポート〉　　12X×1週間（朝・夜）
② 　Aurum〈根本治療〉　1M×2日間

飲み終わって、自殺をしようと思ったことが人生で何度もあったと涙を浮かべて泣いていました。
由井：どうして自殺しようと思ったのですか？
女性：目的が達成できないのでは？　うまく行かないのでは？と考えるとふと、このまま飛び込んで死んだら楽になるだろうなぁと思うんですよ。要は大きな責任に潰されるように思うんですよ。
由井：今はどうですか？
女性：こんなことあまり言わない方なんですよ、弱音を吐きたくないので。でも初めて話したら楽になりました。

Brom.（ブロミューム）
Bromium：臭素

〈精神〉
自分は罪を犯しているので逃げなければならないと思っています。いつもいつの間にか犯罪者や加害者になってしまう、生贄的な人です。
Bromium は何事にも情熱的で、この情熱的なところが人々とそりが合わなくなる原因でもあり、高じて感情をむき出して攻撃的になるなど、強烈になってしまうのです。そこから人を傷つけてしまいます。そして罪悪感を抱き、この社会から逃げ出したいと思うようになっていきます。仕事をしていない大人は罪を感じながらも「どうせおれはこんな駄目なやつだ。」と諦めています。罪悪感から精神病になっていくこともあり、その前兆として虚空を見つめ、指や爪をズーッともてあそんだりします。そして、神様が自分を罰したがっているという妄想を抱えます。

〈身体〉
熱くなることによって声がれ、失声を起こしやすく、風邪は必ず咽喉から始まり、気管支炎を起こしクループ性の咳は止まらず、特に夜に悪化します。痰が出ず窒息しそうになり、まるでスポンジを通して呼吸しているようです。これらの症状は、暖かい部屋に入ったり、日中、熱に曝されることで起こります。しかし海に行くとすべての症状が好転するので、Bromium は"船乗りのレメディー"と言われています。腺の硬化にも適合します。

〈場所〉 喉頭　気道　心臓　循環　腺（耳下腺、甲状腺、卵巣、乳房）　左側
〈悪化〉 暖かい部屋　しつけ　過熱　暑いときの冷房　酸っぱい食べ物　食後
〈好転〉 鼻血　海　乗馬　ひげをそる

Brom.（ブロミューム）
Bromium：ケース

35歳・男性
主訴：妻とセックスできない。定職がない。

今まで10回以上も職を変えた。"人生何をやってもうまくいかないことは、子供のころから分かり切っている"と言う。小学校時代は、悪ガキだったけれど、ある日教室でお金が無くなったときに、なぜかオドオドキョロキョロとしてしまったため全員に疑われ、本当に悔しかった。身の潔白を証明したかったけれど"どうせおれは疑われているんだ"と諦めた。

小さいころから喘息がある。タバコを止められたらよくなることは分かっているが、おれって長生きしないかも。商売の女性ならばセックスができる。責任を取りたくないのかも。前に睾丸炎になったことがある。今の仕事は、産業廃棄物をトラックで運んでいる。われながらこの廃棄物はどうなるんだろうと考えてしまっている。こんな仕事は早くやめたい。

由井：辞めたら次に何をするの？
男性：陸は公害で汚いし、人だらけだし、自由に動くこともできない。船乗りにでもなろうかなぁ。

Bromium 12X×2週間

Chlor.（クロリュームアクア）
Chlorum-aqua:塩素水

〈精神〉

気が狂うのではないか？　と心配する。少しのことですぐに興奮し怒りやすい。人の名前が思い出せない。水、海、波が怖い。家族の誰かが病気をしたり、死亡したりすることで落ち込み、そこから抜け出ることができません。常に自己憐憫の中にいて、悲しがることによって他人を引き付けます。自分が取り残されることに対しての不安があり、誰も自分とともにいてくれる人がいないと感じていて、人生の孤独、苦渋の中で生きるように追い込まれていきます。保育器は、置き去りにされ、誰の助けもないと感じる人生の始まりです。だから保育器に入った人にも合います。また、母からの保護と関心と慈しみが少なかった子供たち、捨てられた子供たちにも合います。このような子供が大人になると、常にそれらを欲しがりますが、本当に満たされることがなく、その結果欲求が過ぎて失恋したりします。失恋すると、見捨てられた気持ちからはい上がることができません。他人の苦しみや悲しみに敏感で、自分のことを顧みることなく、他人のケアばかりしている人にもよいレメディーです。

〈身体〉

塩素は粘膜を乾燥させ浮腫を作ります。皮膚はザラザラと乾燥しかゆくなります。これは太陽に当たるとよりひどくなります。唇はヘルペス性の水疱（アトピー）ができます。朝、起き抜けに鼻の中がムズムズしてくしゃみをし、水っぽい鼻水が止まりません、そして鼻の中は煙っぽい感じがします。プールに行った後の鼻の粘膜の痛み、目の充血、などの特徴を持っています。湿気に弱く、咳が出やすくなり、そのために声がかれる（喘息）、繰り返しジフテリアや咽頭炎になりやすい。常に口の中が乾き、水を飲みますが、水道水には塩素が入っていますから悪循環を招きます。塩が好き。肉が嫌い。

〈悪化〉　夜中から午前7時　横になる（鼻が詰まる）　坂道
　　　　　プール　生理前　湿気（咽喉が渇く）

〈好転〉　外気（咳や気管支、しかし涙が出る）

Chlor.（クロリュームアクア）
Chlorum-aqua:ケース

7歳・女子
主訴:扁桃腺のはれと微熱

声がいつもしわがれ声で子供にしては低い。小さいころに泣かせっぱなしにしたからだと母は言う。扁桃腺は常にはれている。プールに行くたびに風邪をひいたり、中耳炎になったり、皮膚が乾燥してかゆがったりする。たまにどうしても会社に連れて行かなければならないときは、社長さんに O.K. をもらい連れていくが、社員の皆からの注意を引こうとしたり「かわいいね。」「いい子だね。」とか言われることに喜ぶ。母親に怒られると、いつまでもすねて泣いている。悲しいテレビが見られない。自分の人生も淋しくつらいと泣いている。少し喘息気味である。

母親:ところで、マンションの水の塩素は浄化器で取れますか？
由井:全部取れるものではないと思います。これをとって下さい

Chlorum-aqua　6C×2週間

Cupr.（キュープロム）
Cuprum:銅

〈精神〉
規則に沿っていたい。法に従っていたい。生真面目で堅い。
言い訳がきかない。自分をしっかりコントロールしている。
必要以上に働く。ビックリすると手足が自動的に動く。
人から意見を言われることが大嫌いで言われないよう自分を守る。
人が規則を守らないことでイライラする。
風邪で寝ていても規則に沿わせようとする。

〈身体〉
筋肉の引きつり　気管支の引きつり　足や指のこむら返り
てんかん　高熱による引きつけ　舞踏病　脳炎
百日咳　咳が止まらない
口の中が金属味
貧血
水分をとるとガラガラと音をたててから胃に落ちる
縮れ毛症(銅が腸管吸収を阻止したため。これは水銀で起こることもある)
骨の形成不全
色素欠乏(毛、髪、皮膚)

〈悪化〉　恐怖や驚き　不眠　脳や腹の仙痛
　　　　体の使い過ぎから免疫力が低下
〈好転〉　冷たい飲み物

Cupr.（キュープロム）
Cuprum:ケース

50歳・男性
主訴：左側の頭痛。手や足の筋肉の引きつり。リウマチ。

普段はいい人なのに、ある日、唇をかみ締め、顔を真っ青にして怒り、しまいにぶっ倒れてしまった。その後、怒ったり感情が高ぶると心臓が引きつるような痛みがある。

由井：どうして倒れるほど怒ったのですか？
男性：上司とけんかしたんですよ。私たちは70年代の高度成長期のときに会社にこき使われて、牛のように働きました。そして今になったら早期退職を勧告され、仕事も窓際族になってしまい、あまりにも粗末に扱われているもんで、ここで働いている若者より、私たちのほうが優れているんだ、と上司に向かって怒鳴ってしまったんですよ。今の若者は遅刻したり、早く帰ったりで会社の風紀も乱れてしまいました。そんな若者がコンピューターができるだけで、私たち職人を馬鹿にするのは許せません。
由井：そんなことを言って、闘ったんですね。
男性：私は普段はおとなしいですよ。でもね、みんな頑張っているときに有給を目いっぱい取って休もうとする人間は会社にはいらないと部下に言ったら、私の上司が『A君、堅いこと言わんでもいい、時代は変わったんだよ。』と言われたんで、ムカーッとしたんですよ。私たちは有給を取ろうものなら、すぐにクビでしたからね。
由井：規則や規律を守っていたいんですね。
男性：戦後すぐの教育を受けたから…。今の若者は知らないだろうけど、私たち50代の人が必死に働いて日本の経済を立ち上げてきたんです。確かに時代は変わったかもしれないけど、今の時代があるのは、若者が時代遅れと馬鹿にする私たちのお陰じゃないですか？

由井：ほんと、その通りですね。でも自分の楽しみだけを追求しようとする若者が自分を犠牲にしてひたすら働いた人と同じだったりするんですよ。ところでAさんは小さいころよく高熱が出ましたか？
男性：ええ、熱で痙攣を起こして入院したそうです。

朝　　**Cuprum**　〈サポート〉　12X2週間
夜①　**Staph**　〈怒りをためている、屈辱〉　200C×2日間
　　　Staphysagria の中にも銅がたくさん入っています。
　　　2週間あける
夜②　**Cpurum**　〈根本治療〉　1M×2日間

Fl-ac.（フルアック）
Fluor-ac:フッ酸

〈精神〉
物質主義で常に自由でいたい。たくさんの恋人を作りたい（あまり罪悪感はない）。物欲も強く、それを手に入れるためには手段を選ばない。人の物を盗んでしまいたい。不道徳で楽しくお金や華やかな生活を手に入れようとするため一獲千金を狙い、スターやモデルなど芸能人になろうとする。異常に陽気で何も恐れず自己満足している。責任を逃れ、結婚詐欺をしたりする。表面的な接触のみをしたい。深い面倒くさい話は嫌い。考えが突然変わったり、好きだった人が突然嫌いになったりする。人を人とも思わず他人に思いやりがない。労働不耐などが特徴です。

〈身体〉
フッ素が体に入ると、あふれんばかりの活力とすばしっこさでビックリしますが、やがてエネルギーが枯渇し、子供なのに慢性疲労になります。子供なのに睡眠時間が少なくてなかなか寝ない、刺激の多い食べ物を好む。体が常に温かく汗をいっぱいかき、冷水浴で好転する。多動、学習能力不足などの特徴があります。この子供たちは夏の暑さ、冬の寒さの両方に不耐です。爪が変形したり、円形脱毛症になります。温かい食べ物で下痢をします。腹がいっぱいになっても食べ続けます。ガツガツとよく食べ、常におなかが減っています。舌が赤くなり、ビリビリと痛み舌に亀裂があります。手と足の裏が焼けるように熱い。カリエス、骨の問題、腫瘍を作りやすい。歯茎のはれ、歯がもろい、チョークのような歯、歯に縞がある。Fluor-acは、フッ素（フッ化ナトリウム）の害である、骨がん、骨肉腫、甲状腺異常、歯のホウロウ質がなくなりもろくなる、まだらの歯（斑状歯）、歯肉炎、腎臓機能障害、アレルギー、骨の奇形、骨の未発達などの問題にも適合します。

〈場所〉　線維組織（静脈、皮膚）　骨　結合組織　右側の乳様突起
〈悪化〉　熱（温かい部屋、空気、服、食べ物、飲み物）　夜　酒類
　　　　　酸っぱい食べ物　空腹
〈好転〉　冷水で洗う　外気　涼しい所　すばやく動く
　　　　　少しの睡眠　食べる

Fl-ac.（フルアック）
Fluor-ac:ケース

12歳・男児
主訴：慢性疲労症候群

慢性疲労のため登校できない。学校に行っても集中力がなく学ぶことができない。人混みで疲れ切ってしまう。こうなる前は11歳まで町でも有名な野球小僧だったのに、突然腹部が痛み、そして集中力がなくなり常に疲れるようになった。それでいて眠れない。浅い眠りで10時間も布団の中でゴロゴロしている状態。

母親：こんな子供ではなかったのに…。この1年、学校に行けたのは1か月にも満たない。虫歯はありません。フッ素は塗っていないと思いますが…。

② 子供が異常なほど活発で、汗をいっぱいかき睡眠時間も少なくて済むのは、フッ素や副腎皮質ホルモンが入って間もないときです。何年かたつと次はエネルギーが枯渇してしまい、逆に慢性疲労になります。

② Fluor-ac　〈サポート〉　12X×2週間
② Thuja　　〈薬害〉　　200C×2日間

親に反抗的になった。少し学校に行けるようになったが、まだグダーッとしていることが多い。レメディーをとっている最中に微熱が出ていた。

朝　　Selenium　　〈サポート〉　　12X×1ビン
夜①　Fluor-acid　〈根本治療〉　200C×2日間
　　　その後2週間あける
夜②　Carcinosin　〈ヤマズム治療〉　1M×2日間

Iod.（アイオダム）
Iodum：ヨウ素

〈精神〉
落ち着かない。静かにしていることに不安を感じる。動く衝動に駆り立てられるが、動き過ぎて後で疲労困憊する。今に不安があるので、忙しくして、今を見ないようにしている。集中力がない。常に葛藤がある。怒りっぽい。暴力的。物忘れが激しい。過食に走る。妙な冗談をよく言う。自分は大丈夫だと思っている。過去に自分の母国から追放されたり、宗教的に迫害を受けたりした人々は、Iodiumになりやすい。

〈身体〉
甲状腺異常　過食、しかしやせる　汗の量が多い
少しの動きで汗が吹き出る　過呼吸　体力を使い果たす
喉のイガイガ　喉頭炎　どもりや声がれ　クループ性の咳
鼻風邪　鼻炎　耳詰まりで聞こえない　お乳がしぼむ
卵巣嚢腫

〈悪化〉　暖かい空気　熱いエアコン　断食　静かにしているとき　右側
〈好転〉　冷たい外気　食べること

Iod.（アイオダム）
Iodum:ケース

25歳・男性（パキスタン人）

日本人との関係がうまくいかない。自分を否定されているように思う。文化や宗教が違うので、日本では自分がないように思う。みんな自分の敵のように思う。認めてもらうために人一倍働く。給料の 60％は国の家族に仕送りをしている。突然「ムカーッ」となったりしてけんかすることもあるが、同僚は面白い人間と思っている。汗が止まらない。人が自分を見ていたり、人前に立つと汗が吹き出る。体温調節がうまくいかない。イスラム教はおしっこも座ってするので、トイレの大便のほうに入ると同僚から"いつもうんこばかりしている"とからかわれることが嫌。日本人がじろじろ見るのも嫌。友人が一人もいない。食べ過ぎる傾向がある。丸飲みしてしまいがち。体が熱い。

由井：どうして日本に来たの？
男性：僕は 6 人兄弟の一番上。父親は仕事がないから僕が父親の代わりに働く。それで、ある人を通して日本に来て今は溶接している。
由井：仕事は楽しい？
男性：楽しいとか、楽しくないとか考えて仕事したことない。働かなければ家族が飢え死にする。
由井：大変ですね。
男性：ずっとこれだから大変に思ったことない。
由井：日本は好き？
男性：旅行に一度も行ったことない。
　　　工場とアパートの往復、あと 1 日 12 時間働いてる。
由井：もう少し、自分の感情に正直になることです。ときどきは休んでくださいね。
男性：休むと病気になるし、過去の嫌なことを思い出すから休まない。夢で旅行に行き、海の夢を見るからこれでいい。

由井：パキスタンは、インドとの宗教戦争、洪水や台風などの自然災害がいっぱいあり、心のことを見てやる時間などなかったんですね。生きることが精いっぱいだったんですね。だから食べることに執着するんですよね。Iodium がよいですよ。Iodium は移民や難民のよいレメディーでもありますから。

朝　　　Nat-mur〈サポート〉　　　12X×1 ビン
　　　　　　　甲状腺と感情の麻痺、家族を支える
夜①　Iodium〈サポート〉　　　12X×2 週間
夜②　Iodium〈根本治療〉　200C×2 日間

Mang.（マンガナム）
Manganum:酢酸マンガン

〈精神〉
不安と恐怖心が強い。泣き笑い。すぐに横になりたがる。
嫌なことやつらいことがあったら寝てしまおうとしたり、完成しなければならないことを後回しにして寝てしまおうとする。
悪いことが起きると常に思っている。
悲しい音楽を聴くと好転する。楽しい音楽が嫌い。
人を助けたい。助けることによって自分が賞賛されるから。

〈身体〉
酸欠になりやすい　神経障害が起こりやすい　パーキンソン病
体のどの部分も触られると痛む　前に転びやすい
膝の関節の痛み　耳炎　耳鳴り　難聴　喉が渇く　風邪をひくと必ず肺炎になる　貧血　月経前症候群(PMS)　更年期
骨炎　骨を作るのに必要な元素

〈悪化〉　冷たい湿った気候　トマト　羽布団　前かがみ
〈好転〉　横になる　悲しい音楽

Mang.（マンガナム）
Manganum:ケース

12歳・女児
やる気が出ない。関節が痛い。少しぶつけてもすぐ青あざができる。あくびばかりしてボーッとしている。親や先生から注意されるとすぐ嫌気がさし、気力がなくなり、学校へ行きたがらない。冷たい食べ物でおなかをこわす。ガールスカウトに出る。その活動は大好きで雨降りでも必ず行く。バッハのピアノソナタが大好き。

由井：トマト好き？
母親：はい。冬でもトマトを食べたがりますが、いつも生野菜を食べるとすぐに下痢をするようです。
由井：卵は？
母親：卵はあまり好きではないようです。
由井：あまり肉を食べないのなら、成長期には2日に1個ぐらい卵が必要です。ホルモン剤を使っていない放し飼いの卵がいいでしょう。卵にはこの子の足りないマンガンがたくさん入っていますよ。
母親：卵はコレステロールが高いし、肉や乳製品はあまり体によくないので食べさせません。蛋白質は主に魚からです。
由井：成長期に必要な栄養が欠乏すると、強い骨や血、筋肉を作ることができません。そんなに量はいりませんが、それなりに卵も肉も必要です。親がベジタリアンで自分の子供にも野菜ばかり食べさせる方もいますけど、あまりよくないですね。本当はこの子はもっと大きくなれる子供だと思います。この子、足にすね毛生えている？
母親：はい。濃くて彼女は気にしてそっていますよ。そしてそのすね毛が内側に巻いていて出にくいんです。
由井：それはマンガン不足です。

朝　　Calc-phos　12X×1 ビン　〈骨の成長、関節炎〉
夜　　Manganum　12X×2 週間

Pall.（パラジューム）
Palladium：パラジウム

〈精神〉
Palladiumは、ツンとした高慢な面ともろく泣き崩れやすい面の二つを併せ持っていて、常に輝きたいと思っています。パーティーで皆が自分に注目することを一番の目的としていて、賞賛されたい症候群です。Palladiumの人を無視すると、または無視されたと思い込むとヒステリーを起こしたりします。若いころは注目の的だったけれど、どんどん年をとり皺も増えることがPalladiumの人には耐えられず、美容整形や審美歯科に通いまくります。性格的には、虚栄心が強くナルシストになってしまう傾向があります。人と一緒にいると、とても明るく振舞い続け、その後ドーンと疲れ果てて家ではすぐ泣いたりします。自分よりすごい人間はいないだろうと思っているため、人が自分から去ってしまい孤独になりやすいのです。

〈身体〉
耳から頭を通り、もう一方の耳へ移動する頭痛
右側の卵巣の痛み　卵巣嚢腫
右側の疾患（こめかみ、顔、目、腹部、卵巣、殿部）
皮膚のかゆみ、かくとかゆいところが変化する

〈場所〉　子宮　右卵巣　精神　右側
〈悪化〉　無視される　悔しさ　屈辱感　立つ　活動
〈好転〉　接触　圧迫　娯楽　さする　睡眠後　排便後

Pall.（パラジューム）
Palladium:ケース

32歳・女性（歌手）
主訴：卵巣嚢腫と頻尿

おしっこは行きたいと思ってすぐにいかないと漏れてしまうこともある。以前アメリカに留学したときにある人とセックスして淋病になったことがある。下痢をしているのにあまり痛みはない。パニックもあり夜一人でいるのが怖い。ほかの人がどんどん有名になることに対して、「私のほうが歌もうまいし、顔もいいのにどうして私の価値が分からないのか？」と思う。仕事が来て、歌を歌い、その後の拍手を聞くのが何より好き。でも、この前のステージでおなかが痛くなり、二つ折れになってしまいぶっ倒れた。調べた結果、大きな卵巣嚢腫が右側にあると言われた。また倒れるのではないかと心配でたまらない。このごろ指にいぼが多くできている。

Palladium	12X×2 週間
Arg-nit	30C×1 ビン（パニック時、随時）

Plat.（プラタイナ）
Platina:プラチナ

<精神>
Platina は期待が外れることや、求めるものが手に入らないことから他人を軽蔑したり、家族の父、母、兄弟を軽蔑します。そして、自分だけはこの軽蔑する家族の一員でないとばかりに、早くから家を出てしまいます。プライドが高く、人を小馬鹿にするため人や物が自分より大きくても、とても小さく感じます。子供や夫などの愛する人に対してさえ憎しみを抱き、殺してやりたいという衝動に駆られます。「自分はこのようにただの主婦でいるが、本当は神が地上に姿を表した全知全能の代表者なのよ。」と思っており、とても傲慢で、人は自分より劣っていると思っています。確かに Platina の人は、いつの間にかリーダーになっている人で、そして成功を収めます。しかし、部下や家族を見下し、手荒く扱ってしまいます。ナルシストで自分のことが一番好きで鏡に見とれてしまう。常に輝きたい独裁者のようです。ですから Platina の社長は、輝けないとき、尊敬が得られないときに腹を立て、社員を冷淡にも解雇したりします。会社にとって変化や改革が必要なときでも、Platina は頑固で自分がすごいと思っているため、いずれ会社は廃れていきます。

<身体>
Platina は、膣炎を起こしナプキンやタンポンが使えなくなります。（タンポンはホメオパシー的にはお薦めしません。）膣痙攣のため性交痛がひどく、このため夫婦間の関係も悪くなるほどです。卵巣嚢腫ができやすく、生理はコールタールのような黒い血が多量に出ます。そして PMS（月経前症候群）があり、イライラしたり落ち込んだり、人を小馬鹿にしたりします。こんなにも卵巣や子宮の問題がある割にはセックス好きで、たくさん相手を変えます。それは性的に満足することがないからです。女性器以外に身体的には、頭皮、顔、尾骨、ふくらはぎにしびれと痛みがあり、痛みは徐々にあらわれ、徐々に消えます。涙、便、月経血などの分泌

物に粘着性があります。休息中に手足の衰弱と重さを感じ、マスターベーションを頻繁にします。睡眠中の勃起。同性愛に走りやすい。右側の疾患。

〈悪化〉 深い悲しみ　怒り　侮辱
　　　　性的興奮などの強い感情　接触　神経衰弱
〈好転〉 外　日光　動作　体、手足などを伸ばす

Plat.（プラタイナ）
Platina:ケース

12歳・女児
主訴：てんかん　妹をたたく

言うことをまったく聞かず、母親はコントロールができない。冷淡でとても偉そう。身をくねらせてニヤニヤ笑う。いつも足をきつく組んでいる。股間を触る。性的に目覚めるのが早い。膣炎を起こしやすい。オリモノが多い。親に怒られても言い返したり、たたき返したりする。妹の大切にしている物を全部取り上げ自分の物にしたい。「こんな貧乏な家は嫌い。自分は女社長になってお金持ちになる。早く家を出たい。早く大人になりたい。」目にジェルを塗ったり、唇にグロスを塗ったりしてジーッと鏡の中の自分を見つめている。この子が4歳のときに妹が生まれ、しつけのため、かなりきつく叱った。12歳の割に身なりがキッチリしている。母親も金縁眼鏡に光沢のある白いスーツを着ていてキッチリしている。母親は歯の中にいっぱい詰め物がある。子宮系は弱いかと聞くと筋腫と卵巣嚢腫があったため手術で取った、と答える。夫は腕時計工場の所長をしている。この子には虫歯はない。

母と子それぞれに
Platina 12X×1 週間(朝・夜)

由井：お母さん、この子は早く家を飛び出る傾向が強いですね。自分より偉い人はいないと思っていますから、親からのコントロールに我慢できなくなります。それに早目に性的な緊張を持ちやすくなると思いますから。そして勉強に身が入りにくくなるでしょう。それらの問題に合うレメディーが **Platina** です。この子には、虫歯になっても歯にプラチナやパラジュームを入れないように。高くついてもセラミックか金にしたほうがよいと思いますよ。

Plb.（プランボン）
Plumbum：鉛

Plumbum 12X は栄養吸収というよりも、鉛中毒となっている体から鉛の排泄に働くことが圧倒的に多いと言えます。

〈精神〉
神経過敏　情緒不安定　落ち込み　独りを好む
人を憎む　人を殺したい　ナイフで刺したい　毒を盛られると思う無関心　高慢　頑固
仮面(内の自分を出さない)　集中力がなく記憶力が減退する

〈身体〉
貧血
筋肉や運動神経がたまに麻痺する筋肉の引きつりとこむら返り
パーキンソン病　慢性ネフローゼ
歯茎のはれと歯茎に青線のふちどり
慢性の便秘でコロコロした便　肛門の引きつり　緑内障
老けて見え皺っぽい皮膚　灰色っぽい　人相が悪人のよう
手足が冷たい　右足親指の痛み　筋肉のしびれ　やせる
耳鳴りと難聴　魚の目　外反母趾

〈悪化〉　右側を下にして寝る　霧の多い気候　外気
　　　　湿気が多い気候で唾液の分泌過多
〈好転〉　後ろに反らす　前かがみになる　強く圧迫する
　　　　伸びをする　横になる

Plb.（プランボン）
Plumbum:ケース

65歳・男性
主訴：記憶喪失

脳血栓のため倒れ、その後、最近のことはすべて忘れ、右側全体の麻痺があり、ろれつが回らない。怒りっぽい。昔はある大学の学長までやって、人に囲まれているのが好きな人だったのに、ここ数年で急に老けこみ、人が変わったように人と会わなくなった。こうなる前から物忘れが多く、家族は困っていた。血栓で倒れる前も坐骨神経痛であまり歩けなかったが、今はより歩けない。髪の毛がぱさぱさで、爪が割れている。顔色が鉛色で、深い皺が見える。ボーッとしてぼけのような感じ。

Plumbum 12X　　　　　×1週間（朝と夜）
Calc-fluor12X＋**Silicea**12X　×1 ビン（昼）

Zinc.（ジンカム）
Zincum：亜鉛

〈精神〉
脳に霧がかかったように思考が遅い。覚えられない。記憶力の低下。脳や神経の発達不足。同じことを何度も繰り返し言う。
泣いたら寝る。怒りっぽい。自分をみじめに思う。
罪を犯したように思う。

〈身体〉
背の痛み。骨の痛み。腰痛。後頭部の痛み。首の痛み。
頭痛はワインによって、より悪化する。青白顔。動脈瘤。
足をチョコチョコ動かし、落ち着きがない。足がだるい。
皮膚のかゆみ、特に下半身に虫がはっているように感じる。
遊走腎。小人症、成長問題。性腺発達の遅れ。
手足や目、口の周りのただれ(腸性肢端性皮膚炎)。
視覚、味覚、嗅覚異常 ⇒ 食欲不振。味やにおいが分からない。
ストレスは体内の亜鉛を使ってしまい、アルツハイマーになりやすい。

〈場所〉　前立腺　網膜　脈絡膜　精液　糖尿　筋肉　骨
〈悪化〉　赤ワイン　疲れ(精神と肉体の酷使)　食後　甘い物
　　　　午後5〜7時　音　接触　発疹の抑圧　分泌物の抑圧
〈好転〉　分泌物が出る(生理が始まる、下痢をする、汗をかく等)
　　　　食べる　かきむしる　動く

Zinc.（ジンカム）
Zincum:ケース

12才・男児
根気がない。勉強に身が入らない。中学の受験を控えているが、少し勉強のし過ぎかもしれない。もうこれ以上頭に入らないと泣く。頭の上のほうに血がいかず、常に首が凝り、熱い。目も悪くなってきている。

母親：何とか合格させたいのに、このままでは遅れてしまう。
由井：この子がかかった病気は？
母親：高熱がよく出ていました。
　　　一度脳炎になったこともあります。9才のときです。
由井：そのとき、どんな感じでしたか？
母親：目が見えにくくなり、歯軋りをして、頭をゴロゴロ動かしていましたが、抗生物質で止めました。
由井：湿疹は出ていますか？
母親：はい。足の膝にあります。かゆがるので軟膏を塗っています。
由井：軟膏を塗るのは控えたほうが賢明です。ビーワックス Tu がよいでしょう。この方が自然です。さてお母さん、この子が学校に受かることが目的と言いましたが、受かったら少しは楽にしてあげてくれますか？
母親：もちろんです。今が大切なときなんですよ。
由井：はい分かりました。試験に対する弱気、持続力のなさ、不活発な頭に合う Zincum を1ビン出しましょう。後の2か月これで乗り切って下さい。Zincum はリピートして覚えなくてはならない人の No.1 レメディーです。脳のためのコンビネーションも出しておきます。やり遂げることができない部分は、ティッシュソルトの Ferr-phos が合います。また Ferr-phos は、血液サポートで、血液がきれいでないときにも合います。血がきれいになれば、頭もすっきりします。

母親：勉強の仕方のコツはありますか？
由井：部屋の空気を入れ換えること。疲れたら休み、寝ること。夜早く寝て朝早く起きること、それで朝勉強するほうがいいのですが、寝坊したりすると気が気ではないですよね。あとはジャンクフードを食べない。飲み物は番茶か水ですね。しかしお母さん、早いうちから勉強ばかりさせると大きくなって性格形成上、異常になることも多いので(鬱や無感症)外で遊ばせることも必要です。余談だけどね、うちの子は納豆をよく食べているときはとっても成績がよかったんですよ。粘りが出るというかね。妹のほうは食べないんだけど、この子の成績は中より下のほうだったんですが、Zincum の世話になってこのごろはとっても成績が上がってきてうれしいですし、落ち着いて長い間、机に向かっていられるんですよ。

日本のホメオパシーインフォメーション

2006年1月現在

ホメオパシー出版編

日本ホメオパシーグループ 一覧

団体種別	名　称
協　会	日本ホメオパシー医学協会（JPHMA）
学　会	日本ホメオパシー医学学会（JPHMS）
学　校	ロイヤル・アカデミー・オブ・ホメオパシー（RAH）
センター	日本ホメオパシーセンター
啓蒙団体	ホメオパシーとらのこ会
クリニック	日本ホメオパシー医学協会提携クリニック
啓蒙・販売	ホメオパシージャパン株式会社
商品店舗	ホメオパシックファーマシー
出　版	ホメオパシー出版有限会社
書籍店舗	ホメオパシーブックス
研究所	ホメオパシー研究所株式会社

＊連絡先、URL等は、各セクションに記載してある情報をご覧下さい。
＊最新情報は、各ホームページをご覧下さい。

■日本ホメオパシーグループ　Japanese Homoeopathic Group (JPHG)
　日本ホメオパシーグループは、1998年4月の日本ホメオパシー医学協会設立と同時に日本に初めて設立されたグループ団体で、日本ホメオパシー医学協会とその認定機関から構成されています。日本ホメオパシー医学協会は、各ホメオパシー関連機関の認定機関として機能し、日本ホメオパシー医学協会の認定を受けた各機関は、日本ホメオパシーグループ内に帰属します。日本ホメオパシーグループの目的は、日本ホメオパシー医学協会と同じところ、すなわち、日本におけるホメオパシー医学の正しい普及と発展のために、これに関する知識と情報の交流ならびにその研究の推進を図るとともに国際協力に努め、広く社会に貢献することにあります。
〒151-0061 渋谷区初台 2-1-4 東京センター本部ビル4F 日本ホメオパシー医学協会内
TEL:03-5352-7766　FAX:03-5352-7767　Email:office@jphma.org　URL:http://www.homoeopathy.gr.jp/

■協会 日本ホメオパシー医学協会　Japanese Homoeopathic Medical Association (JPHMA)
　JPHMAは、日本ホメオパシーグループ内で認定機関としての役割を持ち、日本における正しいホメオパシー医学の発展のために、JPHMAの理念に賛同する個人（認定ホメオパス、ホメオパシーの発展に貢献した個人）、団体（ホメオパシーの発展に貢献する団体）、法人（ホメオパシーの発展に貢献した法人）を認定しております。そして、日本ホメオパシーグループ内において、JPHMAの認定を受けている個人、団体、法人がJPHMAが認める質の高いホメオパシーを国民に提供していることについて常に審査しております。

たとえば、認定しているセンターまたは個人・団体に対する苦情や意見をまとめる機関となり、各センターまたは個人・団体に事実確認をとり、調査し、問題を明確にして、改善するよう指導を行なっております。また、JPHMAの認定を受けたホメオパスが、質の高いホメオパシー治療を国民に提供し続けることができるために、定期的に、国内外の著名なホメオパスによる講義を開催し、常に新しいホメオパシー治療の提供と指導を行っております。

さらに、日本国民を混乱させないよう、正しいホメオパシー情報を提供しております。国内外のホメオパシーに関わる誤った報道においても、JPHMAとして意見をし、日本のホメオパシー医学が方向性を間違えることのないよう、ヨーロッパのスタンダードを基本としたホメオパシー医学のあり方を、日本に正式に伝える立場としての責任を果たすことが重要であると考えております。

〒151-0061 東京都渋谷区初台 2-1-4 ホメオパシーセンター東京本部ビル 4F
TEL:03-5352-7766 FAX:03-5352-7767 Email:office@jphma.org URL:http://www.jphma.org/

■学会　日本ホメオパシー医学学会　Japanese Homoeopathic Medical Society (JPHMS)

日本ホメオパシー医学学会（JPHMS）は、1999年4月に発足した、日本ホメオパシー医学協会（JPHMA）内にある学術学会です。2001年9月、Liga（国際ホメオパシー医師団体）の正式日本代表団体と認定されました。

〒151-0061 東京都渋谷区初台 2-1-4 ホメオパシーセンター東京本部ビル 4F
TEL:03-5352-7766 FAX:03-5352-7767 URL:http://www.jphma.org/bunkai/index.html

■学校　ロイヤル・アカデミー・オブ・ホメオパシー　Royal Academy of Homeopathy (RAH)

1997年設立の日本唯一のプロフェッショナル・ホメオパス養成カレッジ(4年制)であるRAHはグループ内で専門教育機関としての役割を担い、プロの認定ホメオパスを養成するための専門学校として、HMA（英国ホメオパシー医学協会）認定ホメオパス、もしくはARH（英国認定ホメオパス連合）認定ホメオパスを日本において育成することを目的としています。

日本ではホメオパシーは国家資格となっておりませんから、プロのホメオパスとして活動するには、しっかりとした教育機関での教育と、ホメオパスに足る知識と実践能力が厳格に試験され、合格して初めてホメオパスを生業とすることが客観的に保証されると考えております。ですからRAHでは、プロのホメオパスを養成すること、HMAあるいは、ARHのホメオパス認定試験に合格できるよう指導することに力がおかれます。日本にプロのホメオパスがいなければ、病気で苦しむ方々をはじめとする日本国民がホメオパシーの恩恵を受けることはありません。ロイヤル・アカデミー・オブ・ホメオパシーはその役割を果たすべく、教育内容のより一層の充実をはかり、日本中にホメオパシーの恩恵を与える担い手の育成に力を注ぎます。また2005年度には、動物コース開設しアニマルホメオパスを目指すことも可能となりました。

RAH卒業後、HMA、ARHのホメオパス認定試験の日本語での受験資格を得ることができ、合格すると英国政府が認定する英国協会（HMA、ARH）の認定ホメオパスの資格を取得することができます。認定ホメオパスとなると、日本ホメオパシーセンターを開設しホメオパスとして活動することができるようになります。

RAH を認定する機関
　☆JPHMA　〔日本ホメオパシー医学協会〕認定
　☆HMA　〔英国ホメオパシー医学協会〕認定
　☆ARH　〔英国認定ホメオパス連合〕　受験資格認定
　☆CORH　〔英国全ホメオパス統合協会〕容認
　☆CPHM　〔英国カレッジ・オブ・プラクティカル・ホメオパシー・ミッドランド〕認定
〒151-0066　渋谷区西原 3-49-13　ホメオパシージャパン東京本社ビル
TEL:03-5790-8705　FAX:03-5790-8706
Email:rah@homoeopathy.gr.jp　URL:http://www.homoeopathy.ac/

■センター　日本ホメオパシーセンター　Japanese homoeopathic Center (JPHC)

　日本ホメオパシーセンターは、日本ホメオパシーグループ内において健康相談機関としての役割を担い、ホメオパシーにご理解をいただいている「ホメオパシーとらのこ会」の会員の皆様に、国民健康サービスを提供しております。

　英国では多くの人々が、心や身体のケアのためにホメオパシーによる健康相談を気軽に利用しています。日本でも、日本ホメオパシー医学協会（JPHMA）と英国ホメオパシー医学協会（HMA）もしくは、英国認定ホメオパス連合（ARH）の認定を受けたホメオパスが、各地で健康相談会を開いています。

　日本ホメオパシーセンターは、心身の不調や病気で苦しんでいる方々、赤ん坊、妊婦さん、虚弱な方、女性の問題、男性の問題などなどの問題を抱えている方々が、認定ホメオパスによる健康相談を受け、ホメオパシーによって健康を取り戻すことを目的とした機関です。ご家族の心身の健康のために、企業における社員の健康促進のために、また慢性的な症状でお悩みの方に、認定ホメオパスによる継続的な相談をお薦めいたします。ホメオパシーはその方の全体像をみてゆきますので、直接相談会においでになるのが一番良いのですが、諸事情により直接いらっしゃれない方のために、センター本部では電話相談やお手紙による通信相談も行っております。

　ストレスや悩み等を吐き出し、本来の自分らしく生きてゆくために、是非お近くのホメオパシーセンターをご利用下さい。

＊各センターのご案内は、巻末の「日本ホメオパシーセンターのご案内」をご覧下さい
〒151-0061　東京都渋谷区初台 2-1-4 東京センタービル 4F
TEL:03-5352-7750　FAX:03-5352-7751　Email:center@homoeopathy.co.jp
URL:http://www.jphma.org/center/index.html

■啓蒙団体　ホメオパシーとらのこ会　Society of Toranoko

　ホメオパシーとらのこ会は、日本ホメオパシー医学協会の認定を受けた会員制の団体で、その役割は、正統なホメオパシーの知識を、それを望む人々に提供することにあります。

　ホメオパシー治療にあたって、その理解は大きな鍵となります。ホメオパシーは、症状を抑えて見えなくしてしまうのではなく、自らの力（自然治癒力）を信じ、症状を本来の自分からの声として扱い、レメディーを用いることで心身がこだわりに気づくことにより、症状の全てを押し

出すことにあります。時に、奇跡的と思われるような癒しが起こることがありますが、これは全て、私たち一人ひとりが持つ自然治癒力によるものです。ホメオパシーは、健康は自分自身がつくるものであり守るものであるという、当たり前のことを実感し実践していくものでもあります。また、全国のホメオパシーセンターでは、とらのこ会員の方を対象にホメオパシーの健康相談会が行われます。

ホメオパシーの健康相談会を会員制という形で提供しておりますのには、理由があります。日本において、ホメオパシーについての知識が全くないような人でも、自由に相談を受けられるということであれば、まだホメオパシーが一般的には知られておらず、市民権を得ていない現状を考えると、ホメオパシーが誤解される懸念があります。それはクライアントの皆様にとっても残念なことであり、そのためにホメオパシーの信頼を失うことがあれば、尚更残念なことです。現在の日本においては、国が認めていない、そしてまだまだ国民に知られていないホメオパシー療法を、提供する側の責任として、会員制のなかでホメオパシーに理解ある方々へのサービスとして、ホメオパシー療法を提供し、会員の皆様にホメオパシーへの理解を深めていただくよう啓蒙することは、クライアントにとってもホメオパスにとってもとても大切なことであり、責任をもってホメオパシー療法を提供するために必要な措置であると考えております。

ホメオパシーを大切に思い、誤解されることのないようにとの願いから、会員制にてサービスを提供させていただいておりますが、個々のセンターが個別に会員システムの運用を行うことは大変なことであり、この役割を引き受けるべくとらのこ会が発足した次第です。一日も早く、ホメオパシーが市民権を得て、皆がホメオパシーやホメオパシー的考えを理解され、ホメオパシー療法が会員制をとらなくても提供できるようになることを願っております。

尚、会員になられた皆様には、とらのこ会と提携していただいている全国の日本ホメオパシーセンターにおいて、ホメオパシー健康相談を受けることができます。また、機関誌オアシスを購読し、皆さんが自分と家族にホメオパシーを実践する中で、本来の自分を取り戻して頂きたいと願っております。ヨーロッパ等では、伝統医療として、広く認識され実践されているホメオパシーが、日本においても多くの方に紹介され、人々が毎日を健康に、自分らしく生きることに貢献できれば幸いです。

〒151-0066　東京都渋谷区西原 3-49-13　ホメオパシージャパン東京本社ビル
TEL:03-5790-8700　　FAX:03-5790-8702　　Email:toranoko@homoeopathy.ne.jp
URL:http://www.homoeopathy.co.jp/consultation/toranoko_index.html

■提携クリニック　　日本ホメオパシー医学協会提携クリニック　Clinics

日本ホメオパシー医学協会提携クリニックは、日本ホメオパシー医学協会の理念に賛同し、ホメオパシーにご理解をいただいている医師が院長を務めるクリニックです。そこでは、医師の本分である現代医学に基づく検査、治療が行われており、日本ホメオパシーセンターを運営するホメオパスと連携しながら、検査、治療を行う機関として機能しております。

日本ホメオパシー医学協会では、医師の本分とは現代医学に基づく検査、診断、治療であり、クリニックとはそれらを実施する機関であるという正しい法解釈に則り、ホメオパシー治療は日本ホメオパシーセンターで行い、現代医学による治療はクリニックで行うことを明らかにしてお

ります。
　日本ホメオパシー医学協会では、当然のことですが、現代医学も医師も決して否定するものではありません。それは日本国民にとって当然必要な機関であり、必要な職業であると認識しております。ただし、クリニックという名のもとに、あるいは医師という名のもとに、ホメオパシー治療を行うのであれば、それは正しいことにはならないと考えております。ホメオパシー治療を行う者は、認定された職業ホメオパスと呼ばれるべきであり、ホメオパスが活動する場は、日本国が認めるクリニックではないからです。
　この日本ホメオパシー医学協会の理念は、決して特別なものではありません。英国国会でも、医師は、医師ホメオパスという名称を使ってはならないとする報告書が提出されました。理由は、国民が混乱するからというものです。実際、ホメオパシーと現代医学ではアプローチが全く正反対です。必要なことは、医師を名乗る者は、その名において自分の本分を全うすることであり、ホメオパスを名乗る者も、同様に、その名において自分の本分を全うすることにあります。医師とホメオパスは異なる職業であり、大切なことは、それぞれが相手の職業を認め、お互いに協力することにあります。
　日本ホメオパシー医学協会では、上記の理念に賛同し、本協会と提携を希望するクリニックがありましたら、広く門戸をあけてお待ちしております。
　＊提携クリニックのご案内は、巻末の「提携クリニック」をご覧下さい。
〒151-0061　東京都渋谷区初台 2-1-4 ホメオパシーセンター本部ビル 4F
TEL:03-5352-7766　FAX:03-5352-7767　URL:http://www.jphma.org/clinic/index.html

■啓蒙・販売　ホメオパシージャパン株式会社　Homoeopathy Japan Co.

　ホメオパシージャパン株式会社は、日本ホメオパシーグループ各社から提供される優れた品質の製品、並びに技術やシステムを扱う総合商事会社として、洗練された商品と総合サービスを提供する企業体です。
　ホメオパシー療法で使用されるレメディーに関しては、英国ヒリオス社の日本における総販売元として総合的にサービスを提供し、国内産の天然高品質の各種クリームも販売しております。化粧品に関しては、徹底した研究に基づく天然素材の厳選とホメオパシー理論の応用で、御客様の個性を自然美として表現できる商品をご提供いたします。シャンプー、リンス、石鹸、それからハミガキなど、毎日の生活のなかで、自然に喜ばれる商品とサービスをご提供し続けております。ホメオパシージャパン株式会社はホメオパシーグループ内において、日本のホメオパシーの総合商事会社としての役割を担い、ホメオパシー関連商品と総合サービスをご提供いたしております。
業務内容
　☆ホメオパシー関連商品の通信販売 … 各種・レメディー、レメディーキット、クリーム、化粧品、ベイリーフラワーエッセンス、シューマン・ウェーブ・ジェネレーターetc.。
　☆ホメオパシー各種講演会・セミナー・実践5回コース・海外ホメオパスの講演などを開催。
〒151-0066　東京都渋谷区西原 3-49-13　ホメオパシージャパン東京本社ビル
TEL:03-5790-8700　FAX:03-5790-8702
Email:office@homoeopathy.co.jp　URL:http://www.homoeopathy.co.jp/

■**商品店舗**　ホメオパシックファーマシー　Homoeopathic Pharmacy

ホメオパシックファーマシーは、英国 Helios（ヒリオス）社認定 のホメオパシーの専門ショップです。
- ホメオパシックファーマシー東京　〒151-0061　東京都渋谷区初台 2-1-4
  Tel:03-5352-7730　Fax:03-5352-7731〈月曜・祝日定休〉
- ホメオパシックファーマシー大阪　〒564-0062　大阪府吹田市垂水町 3-9-9
  Tel:06-6368-5352　Fax:06-6368-5354〈月曜・祝日定休〉
- ホメオパシックファーマシー福岡　〒810-0016　福岡市中央区平和 5-13-3
  Tel:092-533-6550　Fax:092-533-6552〈月曜・祝日定休〉

■**出版**　ホメオパシー出版有限会社　Homoeopathic Publishing Ltd.

　本は、新しい未知な世界への窓と言えます。その窓からのぞきこむことで、人はこれまでもっていなかった知識を得て、真実へと向かう自分の足がかりを掴みます。ホメオパシー出版は、日本にホメオパシーが広まり根付くための、多くのしっかりとした窓を提供する出版社です。
　とくに「ホメオパシー」という言葉をはじめて耳にする人々に対しては、ホメオパシー医学について正しく、わかりやすく伝える本を作り、ホメオパシーを学ぶ人々には、本当の学びに寄与する教科書や副読本を提供するなど、どのレベルにある方にも有益な出版物を提供してまいります。
　過去 300 年に近い歴史の中で、世界中で著された数多くのホメオパシー文献を選りすぐり、本当に貴重で価値あるものを選び出して日本国内に提供してまいります。同時に、日本で新たに付け加えられた価値あるホメオパシー研究を正しく活字にとどめ、世界に伝えていく役割も果たして行きたいと考えております。＊書籍のご案内は、添付の別冊紙をご覧下さい。
〒151-0063　東京都渋谷区富ヶ谷 1-14-12 ホメオパシービル 1F
TEL:03-5790-8707　FAX:03-5790-8708
Email:info@homoeopathy-books.co.jp　URL:http://www.homoeopathy-books.co.jp

■**研究所**　ホメオパシー研究所株式会社　Institude of Homoeopathy Co.

ホメオパシー理論に基づいた考え方のもとに、天然素材を厳選した化粧品などの本当に良い価値ある商品を開発する役割を担っております。英国ヒリオス社、英国ジョンディブラック社、ドイツバイオプラントール社と技術提携をしております。

全国ホメオパシーセンターのご案内 (2006年1月現在)

　英国では数多くの方が、病気が症状として現れる前のいわば「未病」のうちに治すために、心や体のケアとして月一回の割合でホメオパスに相談しています。日本でも、心の悩みや人生の苦しみなどを吐き出し、日々を楽しみ、そして本来の自分らしく生きるために、お近くのセンターをぜひご活用ください。

＊詳細については各センターにお問い合せください。留守電になっております場合は、折り返しご連絡させて頂くシステムになっているセンターもございますのでメッセージをお願いします。
＊日本ホメオパシーセンター内でのホメオパシー健康相談会は会員制で行われています。ご希望の方は「ホメオパシーとらのこ会」にご入会下さい。
＊〔★〕はホメオパシージャパン代理店も兼ねるホメオパシーセンターです。本部センター以外の代理店に関しましては、ご来店の場合は事前に、営業日時や商品の在庫があるかどうか等を予めお問合せください。留守電になっております場合は、折り返しご連絡させて頂くシステムになっている代理店もございますのでメッセージをお願いします。

東京本部センター ★ 〔＋ホメオパシックファーマシー〕センター長:片桐航
　由井寅子・岡本祥子・堀田峰雄・上村悦子・松森邦子・片山久絵・川瀬裕子・村上寿美代・渡部素子・最上早苗・居初美佐子・関根千加・竹内順一
　〒151-0061 東京都渋谷区初台2-1-4 ホメオパシーセンター東京本部ビル
　Tel:03-5352-7750　　Fax:03-5352-7751　〈月曜・祝日定休〉

大阪本部センター ★ 〔＋ホメオパシックファーマシー〕センター長:麻野輝恵
　由井寅子・山内知子・宗真吏・堀田ヒロミ
　〒564-0062 大阪府吹田市垂水町3-9-9 ホメオパシージャパン大阪支社
　Tel:06-6368-5352　　Fax:06-6368-5354　〈月曜・祝日定休〉

福岡本部センター ★ 〔＋ホメオパシックファーマシー〕センター長:古園井成子
　由井寅子・大谷節美・岸本勝季・増田由紀子・備後友子
　〒810-0016 福岡市中央区平和5-13-3 ホメオパシージャパン福岡支社
　Tel:092-533-6550　　Fax:092-533-6552　〈月曜・祝日定休〉

岩手一関 ★ 本江眞弓
　〒021-0902 一関市荻荘金ケ崎49-1　Tel:0191-32-1013　Fax:0191-32-1012
埼玉日進 ★ 大場玲子
　〒331-0823 さいたま市北区日進町2-171 コスモ大宮日進304号　Tel&Fax:048-654-4665
埼玉川口 ★ 川島房子
　〒332-0026 川口市南町1-13-25-106 RanRanRan　Tel&Fax:048-241-2144
埼玉草加 鳥海和子
　〒340-0056 草加市新栄町761　Tel&Fax:048-942-0289
埼玉深谷 大山眞知子
　〒366-0052 深谷市上柴町西4-17-14　Tel&Fax:048-574-5579
埼玉松伏 ★ 横川康幸
　〒343-0106 北葛飾郡松伏町大川戸977　Tel&Fax:048-991-7800

埼玉日高 ★ 松尾敬子
　〒350-1255 日高市武蔵台 1-3-5　Tel&Fax: 042-982-5665
千葉船橋 ★ 佐藤陽子
　〒274-0063 船橋市習志野台 5-19-5　Tel&Fax:047-462-6288
千葉市川 ★ 鈴木久志　市川市　携帯:090-2936-0875
板橋西台 ★ 中村良浩
　〒175-0045 板橋区西台 2-6-31-2F やすらぎの森　Tel:070-6644-1089　Fax:03-3559-9812
江戸川南小岩 ★ 鈴木由美&佐藤陽子
　〒133-0056 江戸川区南小 6-15-28 オフィスラベンダー　携帯:080-1010-3664　Fax:03-3673-2361
大田久が原 ★ 渡辺明子
　〒146-0085 大田区久が原 5-27-3 Being　Tel&Fax:03-3754-7332　携帯:090-5787-9383
品川北品川 ★ 下辺利恵子
　〒141-0001 品川区北品川 5-8-6-102　Tel&Fax:03-5420-1879
渋谷代官山　岡部豊美
　〒150-0034 渋谷区代官山町 13-6　Tel&Fax:03-3477-2563
墨田両国　坪田あやこ　Tel&Fax:03-3829-2088
世田谷尾山台　松下扶美子
　〒158-0086 世田谷区尾山台 2-7-14　ソレイユ　Tel:03-5706-3389　Fax:03-3704-1465
世田谷奥沢 ★ 荒年ృ
　〒158-0083 世田谷区奥沢 5-2-3-103 COSMOS　Tel&Fax:03-5701-5838
中央銀座　ウマラニカ千鶴
　〒104-0061 中央区銀座 6-6-1 銀座風月堂ビル 5F 銀座ビジネスセンター内　Tel&Fax:03-5793-1304
豊島池袋　南陽子
　〒171-0022 豊島区南池袋 3-13-9 ビハイム池袋 1105 サウスシーホロスコープ Tel:070-5462-2989
豊島駒込　鈴木由美・樋畑麻子
　〒114-0024 北区西ヶ原 1-58-1　Tel&Fax:03-3910-0588
杉並阿佐ヶ谷 ★ 南一森
　〒166-0004 杉並区阿佐ヶ谷南　Firest@firest.ne.jp
東京八王子 ★ 上嶋伸子
　〒192-0907 八王子市長沼町 104-2　Tel&Fax:0426-36-5456
東京吉祥寺　南陽子
　〒180-0004　武蔵野市吉祥寺本町1-20-1 吉祥寺永谷シティプラザ704 サウスシーホロスコープ 携帯070-5462-2989
横浜都筑 ★ 原田(猪狩)有美
　〒224-0007 横浜市都筑区荏田南 5-18-14 横山マンション荏田南 V 301 Baby Angel
　Tel&Fax:045-943-4961　携帯:090-6790-4454
横浜鶴見　佐藤千恵子
　〒230-0077 横浜市鶴見区東寺尾 3-24-45-306 グリーンヒルズ東寺尾　Tel&Fax:045-583-5899
神奈川逗子　服部牧
　〒249-0005 逗子市桜山 9-2-39　Tel:046-872-6911
神奈川茅ケ崎　岩本てるみ
　〒253-0072 茅ケ崎市今宿 360-3-2-402　Tel&Fax:0467-83-0052
神奈川つきみ野　石川美樹
　〒242-0002 大和市つきみ野 8-14-3 スカイハイツ 813　Tel&Fax:046-208-0480

神奈川厚木　　林香奈
　〒243-0018　厚木市寿町 2-1-3 D'ｸﾗｳﾃﾞｨｱ本厚木 306　Tel&Fax:046-222-1755　携帯 070-5574-2494
川崎稲田堤 ★　荒年郎　＊お問い合わせは世田谷奥沢センターまでお願いします。
　〒214-0003　川崎市多摩区菅稲田堤 3-4-1 稲田助産院内
鎌倉七里ヶ浜　　熊澤伸浩　Fax:0467-33-2610
新潟阿賀野 ★　井上真由美
　〒959-1923　阿賀野市勝屋 918-72　Tel:0250-61-2727　Fax:0250-61-2728
新潟長岡 ★　南一森
　〒940-0062　長岡市旭町自然派専科 CONA　Tel&Fax:0258-25-1874
新潟河渡　　須藤悦子
　〒950-0024　新潟市河渡 2-3-28 メンタルリンク　Tel:025-272-9101　Fax:025-272-9102
石川金沢 ★　森博康
　〒921-8062　金沢市新保本 4-66-1 ひまわりほーむ 2F㈱創環　Tel:076-269-1015　Fax:076-269-1018
福井武生 ★　大野真奈美
　〒915-0051　武生市帆山町 19-13-8 ナチュラルメディケア　Tel:0778-22-5228　Fax:0778-21-1583
福井鯖江　　杉谷やす子
　〒916-0046　鯖江市横江 1-2-5 T's one203 号　携帯:090-2039-1555　Fax:0778-42-0044
山梨南アルプス　　深沢一政
　〒400-0226　南アルプス市有野 2855　Tel&Fax:055-285-6464　携帯:090-4430-8394
岐阜日野 ★高田乃梨子
　〒500-8213　岐阜市日野西 2-3-22　Tel&Fax:058-248-8640
静岡函南　　原萌萌子
　〒419-0114　田方郡函南町仁田 98-18 レサージュ Aono202　Tel&Fax:055-978-3804
静岡熱海 ★　髙橋和子
　〒413-0016　熱海市水口町 11-22　Tel&Fax:0557-81-1100　携帯:090-3222-5123
静岡浜松　　鈴木(本康)優子
　〒432-8023　浜松市鴨江 3-8-23　Tel&Fax：053-458-0623
名古屋中　　阪口恭子
　〒460-0012　名古屋市中区千代田 2-4-28 アーバニア上前津東 801　Tel&Fax:052-251-2326
名古屋名東 ★　大野麻希子
　〒465-0013　名古屋市名東区社口 1-101 アンソレイエ A　携帯:090-6480-9711　Fax:052-777-3044
愛知豊田　　石神希保
　〒471-0863　豊田市瑞穂町 1-1-1　Tel:0565-35-1266　Fax:0565-35-0879
愛知岩倉 ★　高田乃梨子　（代表 桑山ひとみ）
　〒482-0031　岩倉市八剱町渕の上 4 番地　Tel&Fax:0587-66-1956
京都左京 ★　金岡秀年
　〒606-0903　京都市左京区松ヶ崎西桜木町 62　Tel:075-702-0567
京都吉田 ★　鷹巣千恵子
　〒606-8315　京都市左京区吉田近衛町 15-5　Tel&Fax:075-752-0634
大阪新大阪 ★　秋岡多江
　〒533-0033　大阪市東淀川区中島 1-19-11 大城ビル 302　Tel:06-6322-1230　Fax:06-6326-5178
大阪四天王寺 ★　宗　真吏
　〒543-0072　大阪市天王寺区生玉前町 5-11 メゾン・プチボワ 501　Tel&Fax:06-6773-2969

大阪茨木 ★ 勝原則子
　〒567-0831　茨木市鮎川　Tel:072-633-3824
兵庫尼崎 ★ 今村美雪
　〒661-0022　尼崎市尾浜町 2-12-37　Tel&Fax:06-6429-2856
神戸元町　佐佐木美弥子
　〒650-0012　神戸市中央区北長狭通 3-11-15 モダナークファームカフェ　Fax:078-391-3067　携帯:080-5334-3850
和歌山かつらぎ　深尾一絵
　〒649-7171　伊都郡かつらぎ町大藪 316-1　Tel&Fax:0736-22-8444
岡山熊山 ★ 松本茂美&松本夏美
　〒709-0721　赤磐市桜が丘東 6-6-382　Tel&Fax:08699-5-3099
広島古江 ★ 増田敦子
　〒733-0822　広島市西区庚午中 3-4-10 ビューハイツ 301　Tel:082-271-4645　Fax:082-271-4701
広島佐伯 ★ 酒匂篤
　〒731-5128　広島市佐伯区五日市中央 3-16-31 笹原ビル 402　Tel&Fax:082-921-5825　携帯:090-7132-1756
広島楽々園 ★ 沖増和美
　〒731-5136　広島市佐伯区楽々園 5 丁目 18-8　Tel&Fax:082-924-6181　携帯:090-7775-0367
徳島鳴門 ★ 松村亮一
　〒772-0032　鳴門市大津町吉永 251-6 リアリゼーションスペースアンアンティーノ　Tel&Fax:088-685-1772　携帯:090-1574-7006
徳島鳴門北 ★ 渡邊奈美
　〒772-0051　鳴門市鳴門町高島字北 380-225　Tel&Fax:088-687-2530
福岡久留米 ★ 古園井成子
　〒830-1113　久留米市北野町大字中 102-3　Tel&Fax:0942-78-6887
福岡前原 ★ 大谷節美
　〒819-1123　前原市神在 1387-2 神在動物医院　Tel:092-321-0454　Fax:092-321-0459
福岡薬院 ★ 森下由紀子
　〒810-0022　福岡市中央区薬院 1-6-36 ニューライフ薬院 504　Tel&Fax:092-716-0335
佐賀唐津 ★ 櫻井美穂
　〒847-0022　唐津市鏡字生駒 2666-12 山﨑クリニック　Tel:0955-77-6555　Fax:0955-77-6556
長崎平戸　森(宮崎)由美
　〒859-4824　平戸市田平町小手田免 531-2-A-3　Tel&Fax:0950-57-3400
熊本尾ノ上 ★ 下田眞佐夫
　〒862-0913　熊本市尾ノ上 2-7-23　Tel:096-383-6529　Fax:096-383-6645
熊本出水　髙橋泰三
　〒862-0941　熊本市出水 1-5-44 サフラン水前寺 602 号室 ホメオパシーの杜　Tel&Fax: 096-373-6740
熊本武蔵ヶ丘 ★ 宮崎日出子
　〒862-8001　熊本市武蔵ヶ丘 2-22-18　Tel&Fax:096-338-8400　携帯:090-5384-9775
大分 ★ 秦昭二
　〒870-0834　大分市上野丘西 23-19　Tel&Fax:097-545-8833
沖縄浦添　鈴木陽子
　〒900-0012　那覇市泊 1-4-10 ライオンズマンション泊第 8　603 号　Tel&Fax:098-868-3338
沖縄宜野湾 ★ 諸喜田睦子
　〒901-2206　宜野湾市愛知 25 グリーンプラザ愛知 201　Tel:098-892-9118　携帯:090-3793-6780

沖縄うるま ★　伊禮伸子
　〒904-2215　うるま市みどり町 3-20-4　いれいはり・きゅう院　Tel&Fax:098-973-3193
宜野湾市上原　外間涼子
　〒901-2204　宜野湾市上原 1-18-6-2　Tel&Fax:098-892-6261　携帯:090-9594-5911
那覇久場川 ★　宮里マチ子
　〒903-0804　那覇市首里石嶺町 3-17-3　Tel&Fax:098-885-6759

〈提携クリニック〉
東京｜医療法人社団向笑会　花岡由美子女性サンテクリニック
　〒178-0063　東京都練馬区東大泉 5-29-8　Tel&Fax:03-5947-3307
佐賀｜山﨑クリニック ★　山﨑実好医師
　〒847-0022　唐津市鏡字生駒 2666-12　Tel:0955-77-6555　Fax:0955-77-6556
熊本｜青葉病院　高橋泰三医師
　〒869-0513　宇城市松橋町萩尾 2037-1　Tel:0964-32-7772　Fax:0964-32-7333
福岡｜増田整形外科内科医院　増田由紀子医師
　〒813-0013　福岡市東区香椎駅前 2-11-15　Tel:092-681-3831　Fax:092-661-7867
　※完全予約制　ホメオパシーに関するお問い合わせはお受けできません。

〈提携動物クリニック〉
岩手｜ほんご動物病院 ★　本江眞弓獣医師
　〒021-0902　一関市荻荘金ケ崎 49-1　Tel:0191-32-1013　Fax:0191-32-1012
岩手｜たんぽぽ動物病院　関妙子獣医師
　〒020-0832　盛岡市東見前 8-20-5　Tel&Fax:019-614-2323
東京・港区｜動物病院 NORIKO　宮野のり子獣医師
　〒106-0045　港区麻布十番 2-6-4　Tel:03-3405-4155　Fax:03-3403-7162
東京・台東区｜シンシアペットクリニック　髙橋友子獣医師
　〒111-0033　台東区花川戸 2-3-11　Tel:03-3847-6083　Fax:03-3847-6085
東京・小平市｜アカシア動物病院　清水紀子獣医師
　〒187-0042　小平市仲町 210-2-101　Tel:042-343-9219　Fax:042-342-5340
東京・江戸川区｜みなみこいわペットクリニック ★　杉本恵子獣医師
　〒133-0056　江戸川区南小岩 6-15-28　Tel:03-3673-2369　Fax:03-3673-2361
神奈川｜Yumi holistic Veterinary clinic ★　坂内祐美子獣医師
　〒245-0053　横浜市戸塚区上矢部町 3004-7　Tel&Fax:045-811-9735
福岡｜神在動物医院 ★　大谷節美
　〒819-1123　前原市神在 1387-2　Tel:092-321-0454　Fax:092-321-0459

〈提携助産院〉
東京｜鴫原助産院 ★　鴫原操助産師
　〒170-0012　豊島区上池袋 4-31-28　プラウドシティ上池袋 202 号　Tel:090-2325-4734
大阪｜かつはら助産院 ★　勝原則子助産師
　〒567-0831　茨木市鮎川　Tel:072-633-3824
熊本｜宮崎助産院 ★　宮崎日出子助産師
　〒862-8001　熊本市武蔵ヶ丘 2-22-18　Tel&Fax:096-338-8400

沖縄｜しゅり助産院 ★　諸喜田睦子助産師
　〒901-2206　宜野湾市愛知25 グリーンプラザ愛知201　Tel&Fax:098-892-9118

〈提携鍼灸治療院〉
東京｜片山明子の鍼灸治療室パレアナ ★　片山明子鍼灸師
　〒177-0054　練馬区立野町27-4　Tel&Fax:03-3928-7581
東京｜堀田はりきゅう療院　堀田恵子鍼灸師
　〒180-0022　武蔵野市境2-17-8 メゾン武蔵野107号　Tel&Fax:0422-55-5428
　※完全予約制　ホメオパシーに関するお問い合わせはお受けできません。
福岡｜治療室ナカムラ　中村あゆみ鍼灸師
　〒811-3114　古賀市舞の里1-9-16　Tel&Fax:092-942-7712
沖縄｜いれいはり・きゅう院　伊禮伸子鍼灸師
　〒904-2215　うるま市みどり町3-20-4　Tel&Fax:098-973-3193

〈提携歯科クリニック〉
東京｜坂井歯科医院　坂井歯科医師
　〒157-0064　世田谷区給田3-27-18　Tel:03-3300-3711
　※必ずご予約の上ご来院ください。ホメオパシーに関する質問はご遠慮ください。
京都｜佐々木歯科医院　佐々木加枝歯科医師
　〒615-8035　京都市西京区下津林芝ノ宮町17　Tel:075-391-1460
　※必ずご予約の上ご来院ください。ホメオパシーに関する質問はご遠慮ください。

〈提携指圧整体治療院〉
東京｜清心堂治療院　清水敬司指圧師整体師
　〒187-0042　小平市仲町210-2-202　Tel&Fax:042-347-0169
福岡｜森本整体治療院 ★　森本美枝子整体師
　〒814-0104　福岡市城南区別府5-8-3　Tel&Fax:092-846-3033

〈上記 ★ 印のセンター・提携クリニック以外の代理店〉
宮城｜Natural cafe/ ROUTE99 ★　髙橋阿津子
　〒981-3212　仙台市泉区長命ヶ丘3丁目31-1　Tel&Fax:022-777-5705
群馬｜スプリーム ★　上武由夏
　〒373-0806　太田市龍舞町5321　Tel:027-649-0227　Fax:027-649-1843
山梨｜自然なお産・育児・暮らしMOM ★　松浦真弓
　〒409-3715　西八代郡上九一色村富士ケ嶺1223　Fax:020-4668-0214　homoeopathy@mom-jp.org
神奈川｜スターチャイルド ★　星川美智子
　〒243-0406　海老名市国分北1-4-1　Tel&Fax:046-231-1818
神奈川｜アプサラホリスティックケア ★　斉藤雪乃
　〒231-0868　横浜市中区石川町1-1 カーサ元町705　Tel&Fax:045-662-1456
兵庫｜西宮代理店 ★　堀口淑子
　兵庫県西宮市　Tel:0798-72-6239　Fax:0798-72-6191
福岡｜九州ボンテン㈱ ★　岸本勝季
　〒810-0001　福岡市中央区天神2-3-35 新和ビル2F　Tel:092-761-4634　Fax:092-761-4766

<ホメオパシー入門書>
由井寅子のホメオパシーガイドブック⑤ バイタルエレメント
24ティッシュソルト＋12微量元素

2001年10月20日　第1版第1刷発行
2006年2月1日　第2版第11刷発行

著　者　由井　寅子（Ph.D.Hom　HMA名誉会員）
表紙装丁　(有)川上博士事務所
発行所　ホメオパシー出版有限会社
　　　　〒151-0063　東京都渋谷区富ヶ谷1-14-12
　　　　電話：03-5790-8707　FAX：03-5790-8708
URL　　http://www.homoeopathy-books.co.jp/
E-mail　info@homoeopathy-books.co.jp

©2001-2005 Homoeopathic Publishing Ltd.
Pinted Japan
ISBN4-946572-31-7
落丁・乱丁本は、お取り替えいたします。

この本の無断複写・無断転用を禁止します。
※ホメオパシー出版(有)で出版している書籍は、すべて公的機関によって著作権が保護されています。